THÉRAPEUTIQUE CHIRURGICALE

NOUVELLE MÉTHODE

DE LA

CURE RADICALE DE L'HYDROCÈLE

PAR L'INJECTION DE QUELQUES GOUTTES

D'UNE SOLUTION DE PERCHLORURE DE FER AU 16^e

(avec une planche)

PRÉCÉDÉE

D'UN AVANT-PROPOS

RÉSUMANT QUELQUES RECHERCHES SPÉCIALES DE L'AUTEUR,
SUR DIVERS POINTS DE LA PRATIQUE CHIRURGICALE
ET SUIVIE DE LA MENTION DE SES PRINCIPAUX TRAVAUX DE 1854 A 1880.

PAR

M. Alfred HOUZÉ DE L'AULNOIT,

Professeur de clinique chirurgicale à la Faculté de Médecine de Lille,
Membre correspondant de la Société de Chirurgie,
Chevalier de la Légion-d'Honneur,
Chirurgien honoraire des hôpitaux de Lille.

Mémoire lu à l'Académie de Médecine le 10 février 1880.

PARIS,

J. B. BAILLIÈRE, ÉDITEUR.

19, RUE HAUTEFEUILLE.

LONDRES	MADRID
Baillière, Tindal and cox.	Carlos Bailly-Baillière.

1880.

THÉRAPEUTIQUE CHIRURGICALE

NOUVELLE MÉTHODE

DE LA

CURE RADICALE DE L'HYDROCÈLE

PAR L'INJECTION DE QUELQUES GOUTTES

D'UNE SOLUTION DE PERCHLORURE DE FER AU 16e

(avec une planche)

PRÉCÉDÉE

D'UN AVANT-PROPOS

RÉSUMANT QUELQUES RECHERCHES SPÉCIALES DE L'AUTEUR,
SUR DIVERS POINTS DE LA PRATIQUE CHIRURGICALE
ET SUIVIE DE LA MENTION DE SES PRINCIPAUX TRAVAUX DE 1854 A 1880.

PAR

M. Alfred HOUZÉ DE L'AULNOIT,

Professeur de clinique chirurgicale à la Faculté de Médecine de Lille,
Membre correspondant de la Société de Chirurgie,
Chevalier de la Légion-d'Honneur,
Chirurgien honoraire des hôpitaux de Lille.

Mémoire lu à l'Académie de Médecine le 10 février 1880.

PARIS,

J. B. BAILLIÈRE, ÉDITEUR,

19, RUE HAUTEFEUILLE.

LONDRES	MADRID
Baillière, Tindal and cox.	Carlos Bailly-Baillière.

1880.

THÉRAPEUTIQUE CHIRURGICALE

AVANT-PROPOS.

Tout est perfectible.

Une tendance de la chirurgie moderne est de faire disparaître les méthodes barbares et douloureuses, pour les remplacer par d'autres qui atteignent le même but, sans porter atteinte à la structure et à la fonction des organes.

Dans cette lutte, je n'ai jamais négligé d'apporter mon faible concours à la Société de Chirurgie qui, une des premières, par l'organe d'un de ses plus illustres représentants, M. le professeur Verneuil, a déclaré qu'on devait tout soumettre au contrôle de l'observation, sans en excepter les procédés considérés jusqu'à ce jour comme des conquêtes de nos prédécesseurs.

I. Il m'a été ainsi possible de diminuer les souffrances des amputés, sitôt après l'opération, en préconisant l'immobilisation complète et absolue des moignons à l'aide de gouttières bouclées, placées au niveau des articulations, et de prévenir leurs accidents consécutifs en recourant, dès 1871, à la méthode sous-périostée (¹).

(1) L'AUTEUR. — *Étude historique clinique sur les amputations sous-périostées, et de leur traitement par l'immobilisation articulaire.* Société des Sciences de Lille, 8 décembre 1871. J.-B. Baillière. Paris, 1873.

II. En 1875 ([1]), je n'ai pas hésité à dénoncer le dangereux tube d'Esmarch, qui dépassait deux et trois fois la force nécessaire et utile. L'adoption, en 1878, par l'auteur Allemand lui-même ([2]) ainsi que par ses compatriotes, de ma petite bande réglementée m'a prouvé que ma protestation était légitime.

M. De la Roche([3]), en prenant pour sujet de sa thèse inaugurale : *de l'Ischémie réglementée*, m'a puissamment aidé dans la vulgarisation de cette méthode.

III. Aux ligatures pour combattre certaines hémorrhagies des membres, j'ai eu la satisfaction, après mes communications, en 1876, à la Société de Chirurgie([4]) et le 25 août 1877([5]), au Congrès du Havre, de faire reconnaître la grande

(1) L'AUTEUR. — *Expériences sur la force élastique des bandes et des tubes en caoutchouc par la méthode des poids. Utilité de cette étude pour l'ischémie appliquée aux amputations et pour la vulgarisation d'une bande type destinée à être confiée, lors d'une entrée en campagne, aux officiers, sous-officiers et infirmiers attachés aux ambulances.* Bulletin de la Société de Médecine du Nord. Séance du 28 mai 1875. Lille, Lefebvre-Ducrocq, imprimeur, 1875.

(2) ESMARCH. — *Chirurgie d'armée.*

(3) DE LA ROCHE. — *De l'Ischémie chirurgicale des membres. Ischémie réglementée.* Thèse. Lille, 1878, Danel.

(4) L'AUTEUR. — *De l'Hémostase naturelle et définitive à la période anémique par l'élévation du membre et la pression du bandage.* Société de Chirurgie, séance du 14 décembre 1876. Bulletin 5 janvier 1877.

(5) L'AUTEUR. — *Nouvelles études cliniques sur l'hémostase naturelle et définitive à la période anémique, à l'aide de l'élévation du membre et de la pression du bandage.* Congrès du Havre et Gazette médicale, 8 septembre 1877.

puissance hémostatique de l'élévation verticale du membre, aidée de la pression du bandage.

Vainement M. Despretz[1] a cherché à me disputer la priorité de cette méthode d'hémostase, en l'attribuant à un de ses élèves, M. Belhomme, auteur d'une thèse soumise à la Faculté de Médecine de Paris, le 3 juin 1875, intitulée : *Essai sur le Traitement des Hémorrhagies artérielles de la main et de la partie inférieure de l'avant-bras.*

Tous ceux, qui sans passion voudront s'édifier sur le droit à une revendication en faveur de M. Belhomme, n'auront, ainsi que nous l'avons fait, qu'à parcourir sa thèse, et ils ne trouveront qu'à la page 32 les lignes suivantes sur l'influence de l'élévation des membres dans le traitement des hémorrhagies :

« L'élévation du membre, en obligeant le cou-
» rant sanguin à lutter contre l'action de la
» pesanteur est bien un obstacle à la circulation,
» mais pourtant nous croyons que ce n'est qu'un
» adjuvant d'une utilité contestable [2]. »

Aussi lui préfère-t-il la ligature et met-il tous ses soins à faire connaître les résultats obtenus par son maître à l'aide de ce mode de traitement.

Après la lecture de ce passage, que nous avons

(1) DESPRETZ. — *Du traitement de quelques blessures des artères de la main, par la compression, la position et le repos au lit.* Bulletin de Thérapeutique, 30 janvier 1880.

(2) BELHOMME. — Thèse de Paris, 3 juin 1875, p. 32.

tenu à reproduire sans en changer un seul mot et sans vouloir nous donner la peine de le commenter, il sera bien difficile à M. Despretz, malgré son habileté, de convaincre ses confrères que lorsqu'on aime bien ses enfants on peut les doter avec le bien d'autrui.

Mon travail, si minime qu'il puisse être, est protégé par les Bulletins de la Société de Chirurgie et, quoi qu'on puisse dire ou faire, nul ne pourra en effacer ni la trace, ni la date; pas même Lister (¹) qui, devant l'Académie de Médecine, en juin 1878, est venu en exposer les avantages, ignorant sans aucun doute que je l'avais précédé dans cette étude, de plus de dix-huit mois. De sa communication nous ne retiendrons que l'hommage qu'il rend à l'élévation des membres comme puissant moyen d'hémostase, hommage confirmé depuis, du reste, par les observations recueillies dans le service de M. le professeur Gosselin, par M. Zigliara, en 1879 (²), et, il y a peu de jours, par M. Despretz lui-même.

IV. La difficulté d'évacuer le pus qui croupit dans les foyers purulents exposait les malades à l'infection putride. L'intervention d'un liquide plus dense, doué de plus de la propriété d'activer le travail de cicatrisation et d'agir comme stimu-

---

(1) LISTER. — *Influence de la position des membres sur la circulation.* Bulletin de l'Acad. de Méd·, séance du 18 juin 1878.

(2) ZIGLIARA. — *Recherches sur l'hémostase par l'élévation des membres combinée avec la compression.* Thèse. Paris, 1879.

lant des fonctions nutritives, l'eau salée, m'a fourni, employée soit en lavage, soit comme topique à la surface des plaies, des résultats vraiment inespérés [1], résultats qui ont engagé M. Crasquin à en faire le sujet de sa thèse inaugurale [2]. A l'aide de tracés cicatriciels, il m'a été de plus permis de suivre son action et d'apprécier, d'une manière mathématique, le degré de rétraction du tissu cicatriciel.

Cette double étude ne sera pas sans influence sur la clinique et sur le traitement de nombreuses affections.

V. La substitution, dans les cas de fracture simple du fémur, de l'application presque immédiate, vingt-quatre ou trente-six heures après l'accident, de l'appareil inamovible pelvi-fémoral sera considérée également, de la part de nos chirurgiens, comme un progrès réel sur l'appareil à extension continue de Desault et de Boyer.

Avec ce dernier, nécessité de la part du malade de conserver le décubitus dorsal et d'endurer les tortures inhérentes à une traction continue, augmentées par les mouvements imprimés à l'articulation coxo-fémorale, lors de l'élévation du tronc pour satisfaire les besoins naturels; avec celui que nous préconisons, et dont les avantages ont été rapportés seulement

---

(1) *Traitement des foyers purulents et des plaies par l'eau salée.* Communiqué au Congrès pour l'avancement des Sciences, à Paris, le 26 août 1878. J.-B. Baillière, 1879.

(2) CRASQUIN. — Thèse inaugurable. Lille, Danel, 1879.

pour les fractures du col du fémur, par un de nos élèves les plus distingués, M. Richard, dans sa thèse inaugurale, en 1879 ([1]), le malade, sitôt que son appareil est sec, peut se retourner ou se soulever dans son lit sans qu'aucun tiraillement pénible ne retentisse dans le foyer de sa fracture.

De nouveaux faits recueillis dans mon service sur des individus atteints de fracture des membres supérieurs et inférieurs, et qui doivent, d'ici quelques semaines, faire l'objet d'un travail spécial, ne laisseront pas le moindre doute sur la haute portée de ce double principe que je me contente d'énoncer en ce moment : *que dans les fractures simples des membres supérieurs et inférieurs il y a toujours avantage à immobiliser toute articulation située au-dessus de la fracture et à procéder à l'application de l'appareil inamovible silicaté ou dextriné vingt-quatre ou trente-six heures après l'accident, sans aucune crainte d'étranglement.*

VI. En effet, d'après de nombreuses projections ([2]) provenant de blessés atteints de fracture et de luxation, j'ai été à même de constater, d'après la direction des courbes, qu'il y avait

---

([1]) RICHARD. — *De l'immobilisation articulaire et en particulier de ses avantages dans le pansement des amputés et dans le traitement des fractures du col du femur*. Thèse inaugurale Paris, 1879.

([2]) L'AUTEUR. — *Méthode pour apprécier la marche de la cicatrisation à l'aide de tracés et les modifications de volume des membres et des tumeurs à l'aide de projections graphiques.* — Mémoire communiqué à l'Association pour l'Avancement des Sciences, session de Montpellier, le 5 septembre 1879. J.-B. Baillière, Paris.

augmentation considérable de volume pendant les vingt-quatre premières heures, léger accroissement pendant le deuxième jour, et que, les jours suivants, le volume diminuait d'une manière très sensible. Si l'engorgement réapparait le cinquième et le sixième jour, il est alors de nature inflammatoire et, on ne doit l'attribuer, pour les fractures simples, bien entendu, qu'à un défaut de réduction et d'immobilisation immédiates. D'ici peu, je me propose de publier le résultat de ces nouvelles et intéressantes études, qui permettront de suivre les modifications de volume des membres à ces deux périodes. Cette nouvelle voie ouverte à la chirurgie n'est que le corollaire de mon précédent travail sur les tracés cicatriciels. Il serait à désirer que ce mode d'observation, non encore mentionné par les auteurs, se généralisât dans tous les services de clinique chirurgicale, de même que je l'ai généralisé dans mon service depuis plusieurs années, pour constater la marche ascendante ou descendante du volume des tumeurs ou des membres atteints de traumatisme. Ces données, d'une précision mathématique, me paraissent de nature à exercer la plus heureuse influence sur le traitement des fractures, et à prévenir les dangers d'une trop forte compression de bandage pendant les vingt-quatre premières heures qui suivent les grands épanchements sanguins des membres ; — que ces épanchements proviennent de contusion, de fracture ou de luxation.

VII. M'unissant aujourd'hui aux efforts de plusieurs de mes collègues., je vais m'élever contre les injections iodées dans le traitement de l'hydrocèle, et proposer de les remplacer par l'injection de quelques gouttes d'une solution de perchlorure de fer.

Si le procédé, que j'étudie depuis plus de sept ans, n'a pas le bonheur de se vulgariser, du moins aidera-t-il à opérer une réforme que je crois bien près de s'accomplir. Il réunit les trois préceptes qui doivent être le guide de tout chirurgien, le *cito*, le *tuto* et le *jucunde*.

A ce titre, il me paraît dès maintenant digne de prendre sa place dans la science.

La thèse que prépare actuellement sur ce sujet un de mes internes, M. Decouvelaere ([1]), complètera mon travail. Je ne puis mieux faire que d'en recommander la lecture. Je me plais à rendre hommage aux soins apportés par mon jeune collaborateur pour mettre en évidence les résultats que j'ai obtenus sur mes différents opérés, et je le prie de recevoir publiquement mes remerciements pour l'excellent concours qu'il a consenti à me donner en cette occasion, guidé non moins par l'intérêt de l'humanité que par le désir d'être agréable à son ancien maître.

Lille, ce 8 février 1880.

––––––––

([1]) DECOUVELAERE. — *Nouveau traitement de l'hydrocèle vaginale, à l'aide de quelques gouttes d'une faible solution de perchlorure de fer.* Thèse. Lille, 1880.

MÉMOIRES, RAPPORTS & DISCOURS

1854-1880.

Recherches anatomiques et physiologiques sur les valvules des veines. Thèse inaugurale. Paris 1854.

Observation d'une hémorrhagie artérielle guérie par la compression digitale, communiquée à la Société de Chirurgie de Paris, 1858.

Recherches médico-légales sur la déglutition comme signes de vie chez les enfants qui n'ont pas respiré. Expériences. *Mémoires de la Société des Sciences et des Arts de Lille.* 1859.

Mutilation considérable de la face, suite d'un coup de feu. Autoplastie guérison. (Deux planches lithographiées). *Mémoires de la Société des Sciences et des Arts de Lille.* 1859.

Recherches sur l'encéphalocèle consécutive aux abcès du cerveau. Trépanation pour abcès développé dans la cavité cranienne, guérison. (*Mémoires de la Société des Sciences et des Arts de Lille.* 1860).

Discours prononcé sur la tombe de M. le Docteur Murville, Chirurgien en Chef de l'Hôpital-Militaire de Lille. (*Mémorial,* 3 février 1861).

Réflexions tératologiques et médico-légales au sujet d'une hermaphrodite sans excès, de l'ordre des hermaphrodites neutres présentant plusieurs arrêts de formation et de développement. (*Bulletin médical du Nord de la France.* Juin 1861).

Muscles supplémentaires des digastriques, avec planches. (*Bulletin médical du Nord de la France.* Mars 1863).

Note sur un cas de mort subite à la suite d'une rupture du cœur. (*Bulletin médical du Nord de la France,* décembre 1863).

Mémoire sur l'étranglement des amygdales par les piliers du voile du palais. Ses causes, ses complications, son traitement. (*Mémoires de la Société des Sciences et des Arts de Lille,* 1864).

Communication à l'Académie de médecine d'un deuxième mémoire sur l'étranglement des amygdales, contenant onze observations de glosso-staphylotomie et trois planches dessinées d'après nature, 16 avril 1870. (*Gazette des Hôpitaux,* 7 mai 1870).

De l'influence de l'observation, de l'anatomie et des sciences naturelles sur la marche et les progrès de la physiologie, Discours prononcé à la séance solennelle de rentrée de l'Ecole de Médecine de Lille, 1er décembre 1864. (*Mémorial de Lille*).

Rapport sur le concours des sciences appliquées, lu dans la séance solennelle de la Société des Sciences et des Arts de Lille, 18 décembre 1864.

Rapport sur l'épidémie de suette qui a régné à Pérenchies (Nord), dans les mois de septembre et octobre 1866. (*Mémoires de la Société des Sciences et des Arts de Lille*, 1866).

Communication à la Société des Sciences et des Arts de Lille, le 10 septembre 1867, sur un appareil à gaz pouvant à la fois éclairer, ventiler, aérer et chauffer les lieux habités, tels que, cercles, théâtres, magasins, appartements, etc., etc., avec planches.

De l'empoisonnement par les graines de ricin. (*Mémoires de la Société des Sciences et des Arts de Lille*, 1868, 3e série, 6e volume et *Archives de Médecine*).

Rapport sur l'hygiène du Lycée de Lille, transmis à M. le Ministre de l'Instruction publique, Août 1868.

Quelques considérations sur le mode d'action de coups de feu tirés à bout portant et à distance sur des tissus vivants et sur des vêtements, avec expériences. *Mémoires de la Société des Sciences et des Arts de Lille*, 1870, 3e série, 8e volume).

Leçon d'ouverture du cours public d'hygiène à la Faculté des Sciences de Lille. (*Mémorial de Lille*, 30 avril 1870).

Historique et mode de fonctionnement des Caisses de secours des bataillons de Mobiles et de Mobilisés de l'Armée du Nord pendant et après la guerre 1870-1871. (*Mémoires de la Société des Sciences et des Arts de Lille*, année 1871, 3e série, 9e volume).
Grâce à cette création, 800,000 francs ont été procurés à l'armée du Nord en l'espace de quelques semaines pour assurer le service des ambulances et les premiers secours aux victimes de la guerre.

Recherches sur une tumeur hémato-kystique (avec fac-simile) de l'extrémité inférieure de la cuisse intéressant l'os et les parties molles. Amputation, avec trois planches en photogravure par les frères Dujardin. (*Mémoires de la Société des Sciences et des Arts de Lille*, année 1871, 3e série, 9e volume).

Discours prononcé lors de l'inauguration du monument de Villers Bretonneux comme président de la commission, le 28 novembre 1871.

Rapport sur le concours des sciences appliquées, lu dans la séance solennelle de la Société des Sciences et des Arts de Lille du 24 décembre 1871, sur les moyens les plus simples pour obtenir la ventilation des cafés, estaminets, salles d'asiles et appartements à l'aide de l'éclairage et du chauffage. (*Annales d'hygiène et de médecine légale*, 1872).

Note sur les avantages et la description d'un nouveau procédé opératoire applicable à toutes les amputations des membres et ayant pour but de recouvrir l'os sectionné avec une lame de périoste conservée à la face interne des lambeaux. (*Mémoires de la Société des Sciences et des Arts de Lille*, année 1871, 3e série, 9e volume ; et communications à l'Académie de Médecine de Paris, le 30 janvier et le 3 avril 1872).

Chirurgie expérimentale; quelques essais d'anaplastie humaine à

l'aide de greffes muqueuses empruntées aux joues et à la langue du lapin et du bœuf. Note lue à l'Académie de Médecine le 24 septembre 1872, et *Gazette hebdomadaire de Médecine et de Chirurgie*, 11 octobre 1872.

Depuis la publication de ces expériences un chirurgien anglais M. Wolfe de Glascow a transplanté avec succès un lambeau de muqueuse oculaire de lapin sur un individu atteint, à la suite d'une brûlure, d'une destruction de la conjonctive de la paupière inférieure. Cette même opération a été depuis pratiquée à Paris et à Vienne.

Chirurgie expérimentale. Étude historique et clinique sur les amputations sous-périostées et de leur traitement par l'immobilisation du membre et du moignon, avec 8 figures en photoglyptie et 4 planches lithographiées. (*Mémoires de la Société des Sciences et des Arts de Lille*, 22 février 1873. J.-B. Bailliére, Paris. 1 vol. in-8°, 150 pages.

Communications à la Société de Chirurgie sur les avantages des amputations sous-périostées et sur la nécessité d'immobiliser les moignons et les membres à la suite des amputations, le 22 janvier et le 23 avril 1873. (*Bulletin de la Société de Chirurgie de Paris*).

Discours sur la tombe de M. Lemoine, président du Comité de Secours aux blessés de Calais, 12 Juillet 1873.

Note sur l'état actuel du nommé Baland, âgé de dix-huit ans, opéré il y a quatorze ans, par la trépanation, d'un abcès du cerveau compliqué d'encéphalocèle, pour servir à l'étude des fonctions et des maladie cérébrales. 1873. (*Bulletin de la Société de Médecine du Nord*).

Projet d'organisation de caisses de secours au sein des bataillons de l'Armée territoriale. (*Congrès de la Société de secours aux Blessés*, avril 1874).

Etude sur la statistique et les causes de la mortalité des jeunes enfants ainsi que sur la proportion des mort-nés, avant et après l'agrandissement de la ville de Lille; avantages de la création de caisses de secours en faveur des femmes nouvellement accouchées, comme moyen de diminuer la mortalité de la première enfance dans les grands centres industriels. (*Bulletin de la Société Industrielle du Nord de la France*, séance du 26 mai 1874).

Le passé et l'avenir des caisses de secours militaires et les avantages de leur fonctionnement dans les bataillons de l'armée territoriale. (*Congrès de Lille*, 1874).

Rapport sur la nécessité d'améliorer les conditions hygiéniques de la maternité de l'hôpital Saint-Sauveur. — Adoption des conclusions. — Hospices de Lille. — Les modifications demandées ont fait baisser la mortalité de 10 °/₀ à 2 °/₀. 1874.

Rapport sur la non vaccination de 66 °/₀ d'enfants de deux à ept ans traités dans mon service de chirurgie à l'hôpital Saint-Sauveur. — Hospices de Lille. A la suite de ce rapport, arrêté pris par les bureaux de bienfaisance de Lille, qui accorde six francs aux sages-femmes à la condition de justifier de l'accouchement et de la vaccination. 1875.

Note adressée à l'Institut sur les avantages de l'immobilisation articulaire à la suite des opérations et des grands traumatismes. 1875.

traitement des noyés. (*Congrès d'hygiène et de sauvetage de Bruxelles*). 1876. — 20 planches en phologlyptie. In-8°, 51 pages. — Danel, Lille, 1878.

Rapport sur le Congrès d'hygiène et de sauvetage de Bruxelles en 1876, lu à la Société des Sciences de Lille, le 18 décembre 1876.

Discours : 1° sur les moyens de diminuer la mortalité des enfants; 2° sur les avantages de la création d'une caisse de secours dans les bataillons de la réserve et de l'armée territoriale. (*Congrès d'hygiène et de sauvetage de Bruxelles* , 1876).

Rapport sur un mémoire avec plans relatif à un projet d'organisation de fourneaux économiques à Lille. (*Société Industrielle du Nord de la France,* en décembre 1876).

De l'hémostase naturelle et définitive à la période ischémique à l'aide de l'élévation verticale du membre et de la compression du pansement. Communication faite à la Société de Chirurgie, le 13 décembre 1876. (*Mémoires de la Société de Chirurgie,* 5 janvier 1877).

Nouvelles études cliniques sur les amputations sus et sous-périostées et sur l'hémostase naturelle et définitive à la période anémique à l'aide de l'élévation du membre et de la pression du bandage. — Grandes et petites amputations sus et sous-périostées chez les adultes, avec huit planches.

Communication faite au Congrès du Hâvre, séance du 25 août 1877. — Volume du *Congrès pour l'avancement des Sciences.*

Rapport sur les ouvrages de M. le Professeur Arnoult à l'appui de sa candidature au titre de membre titulaire de la Société de Médecine du Nord, lu dans la séance du 11 mai 1877. (*Bulletin de la Société*).

Rapport sur l'empirisme, ses causes, ses dangers et les moyens d'y remédier, lu à la Société Industrielle du Nord de la France. — Concours 1877.

Lettre adressée à M. le Rédacteur en chef de la Gazette Médicale au sujet de la réglementation de l'ischémie chirurgicale et de la communication du Professeur Esmarch au Congrès de Genève. Octobre 1877.

Discours sur la tombe du commandant Couzineau, Président de la caisse de secours du 4ᵉ bataillon des mobilisés de Lille. 25 juin 1878.

Discours sur l'hygiène du nouveau-né. — Les causes de sa mortalité. — Influence de l'écrémage. — (*Congrès d'hygiène de Paris* , 3 août 1878).

Réflexions sur l'hygiène de la respiration et de la vue dans les écoles. (*Congrès d'hygiène de Paris,* 1878. Volume du Congrès.)

Aperçu général sur le Congrès international d'hygiène de Paris, présenté à la Société des Sciences de Lille, le 15 novembre 1878.

Contribution à l'étude médico-légale de l'écrémage du lait au point de vue de l'allaitement artificiel, lue à la Société de Médecine du Nord, dans sa séance du 13 décembre 1878.

Discours sur la tombe de M. Aug. Longhaye. Délégué de la première région militaire de la Société de Secours aux Blessés, novembre 1878.

Rapport sur les dangers de l'écrémage du lait et ses conséquences au point de vue de l'alimentation des jeunes enfants dans les grandes villes et des moyens d'y remédier par l'intervention de la chimie physiologique et des Sociétés de bienfaisance. — Concours de la Société Industrielle du Nord de la France, 1878.

Thérapeutique chirurgicale. — Traitement des foyers purulents et des plaies par l'eau salée. In-8°.

Communiqué au Congrès pour l'avancement des Sciences, à Paris, le 26 août 1878. — J. B. Baillière, à Paris, 1879.

Demande d'un subside à l'administration du Bureau de bienfaisance de Lille, pour distribution de lait non écrémé aux jeunes enfants soumis à l'allaitement mixte ou artificiel. — Vote par l'administration d'une somme de 10,000 francs pour distribution de lait non écrémé pendant l'année 1880. Avantages reconnus par les médecins inspecteurs.

Sur le fonctionnement des bains et lavoirs de la ville de Rouen. — (*Société Industrielle du Nord*), avec planche.

Mémoire sur une nouvelle méthode d'apprécier la marche de la cicatrisation et le volume des organes à l'aide de tracés et de projections graphiques, pour servir à apprécier l'influence des topiques et en particulier du traitement par l'eau salée et pour préciser à quelle époque il est permis de recourir à l'application des appareils inamovibles à la suite des fractures simples. Avec trois planches.

(*Congrès de Montpellier pour l'avancement des sciences*, septembre 1879).

Rapport général sur le Concours des Sciences et sur le Prix Pingrenon. — De la cause de la mortalité des jeunes enfants à Lille et des moyens d'y remédier.

Lu à la séance solennelle de distribution des prix de la Société des Sciences et des Arts de Lille, le 28 décembre 1879.

Du passé et de l'avenir de la Société de Secours aux Blessés militaires dans le Nord de la France. Discours prononcé le 13 mai 1880 à l'assemblée générale du comité départemental du Nord.

Thérapeutique chirurgicale. — Nouvelle méthode de la cure radicale de l'hydrocèle par quelques gouttes d'une solution au 16° de perchlorure de fer. Communiquée à l'Académie de Médecine le 10 février 1880. In-8°, 58 pages avec planche. — J. B. Baillière, Paris.

Modifications de volume imprimées aux membres par le traumatisme, et méthode nouvelle de l'apprécier à l'aide de tracés. — Communication à la Société des Sciences et des Arts de Lille, le 4 juin 1880.

De 1854 à 1880, plus de 3,000 rapports ont été transmis au parquet, comme médecin légiste de l'arrondissement de Lille , sur de nombreux cas d'infanticide , d'attentats à la pudeur , de pendaison , de strangulation , de submersion , de blessures par armes à feu et instruments tranchants , piquants et contendants , d'empoisonnements , etc.

Les principaux doivent faire l'objet d'un prochain travail.

Deuxième mémoire sur le traitement des foyers purulents et des plaies par l'eau salée , *sous presse.*

Nouveaux faits en faveur de la méthode sus et sous périostée appliquée aux amputations , *sous presse.*

NOUVELLE MÉTHODE

DE LA

CURE RADICALE DE L'HYDROCÈLE

Par l'injection de quelques gouttes d'une solution
de perchlorure de fer au 16ᵉ

Par M. Alfred HOUZÉ DE L'AULNOIT,
Professeur de clinique chirurgicale à la Faculté de Médecine de Lille.

Mémoire lu à l'Académie de Médecine le 10 février 1880.

I.

Ainsi que plusieurs chirurgiens, ayant été plusieurs fois témoin d'accidents graves à la suite du traitement curatif de l'hydrocèle par les injections iodées : infiltration et gangrène des bourses, douleur atroce au moment de l'injection, réaction inflammatoire très intense engendrant l'orchite et l'induration testiculaire et même la perte complète de la fonction de l'organe, je me suis demandé si on ne dépassait pas le but utile et si la guérison, qu'on obtenait avec les solutions iodées, pouvait compenser tant de troubles anatomiques et physiologiques.

Dès ce moment, je me suis préoccupé de trouver un procédé ne produisant qu'une légère réaction et suscep-

tible de sauvegarder la sécrétion spermatique. C'est en
1873, à l'époque où le Congrès pour l'avancement des
Sciences tint ses assises scientifiques à Lille, que remon-
tent mes premières recherches sur ce sujet. J'en fis part
à M. le professeur Verneuil, qui daigna m'encourager
dans cette nouvelle voie.

Le premier agent qui se présenta à mon esprit pour
provoquer cette coagulation d'une petite quantité de
sérosité dans la tunique vaginale fut le perchlorure
de fer.

Je fis donc une série d'expériences pour connaître dans
quelle proportion il était convenable de l'employer et
en quelle quantité on devait l'injecter afin d'obtenir une
rapide coagulation, sans produire une forte irritation.
La coagulation d'une petite quantité de sérosité laissée
dans la tunique vaginale m'a paru le mieux répondre au
résultat que je me proposais d'obtenir, c'est-à-dire la
guérison sans accidents consécutifs. Je reconnus alors que
le coagulum était plus épais avec une solution au seizième
de perchlorure de fer qu'avec le liquide pur, ce que
démontra également M. Mialhe à l'Académie de Médecine, et qu'en agissant sur trente grammes de sérosité
laissés ou refoulés dans la cavité vaginale, il suffisait de
mélanger à cette sérosité trente gouttes d'eau distillée
avec deux gouttes de perchlorure de fer. Je rendis témoins
de nombreux chirurgiens de la rapidité avec laquelle il
était possible, à l'aide de cette légère solution, de coaguler
instantanément ces trente grammes de sérosité et de
déterminer, grâce à la présence de magma albumineux,
l'adhérence des deux feuillets de la séreuse. J'insistai,
dès cette époque, près de mes collègues et de nos élèves,

sur les avantages du nouveau procédé qui assimilait l'opération de l'hydrocèle à une simple injection hypodermique, telle qu'on la pratique journellement avec la seringue de Pravaz. Je leur fis entrevoir, comme un des principaux avantages, la certitude de ne pas voir refluer l'injection dans les bourses, complication grave, assez fréquente à la suite des injections iodées, et qui toujours est suivie de la gangrène des enveloppes scrotales.

Grâce à la faible quantité de liquide injecté on devait, en outre, éviter la distension de la tunique vaginale et, suivant toute probabilité, ne faire naître qu'une très faible douleur. J'espérais surtout ne provoquer qu'une légère réaction inflammatoire dont l'écho ne pourrait être de nature, par sa propagation au testicule, à altérer la structure de cet organe et à annihiler la fonction spermatique. Ces divers accidents produits par l'injection iodée, non moins que la perte de la fonction, m'ont paru être de nature à attirer d'une manière toute spéciale notre attention.

Un des chirurgiens qui conçut le plus d'espoir de ce nouveau procédé et, je me plais hautement à le déclarer, qui m'apporta le plus généreux concours, fut M. CUIGNET, chirurgien en chef de l'hôpital militaire, à Lille. Il me promit, si l'occasion s'en présentait, de le mettre en pratique. C'est ce qu'il fit quelques jours plus tard sur un des malades de son service. Je suivis avec un grand intérêt cette première opération pratiquée devant un grand nombre d'internes des hôpitaux de Paris, alors attachés comme volontaires à l'hôpital militaire de Lille; et ma satisfaction fut des plus vives en constatant que l'injection, faite avec la proportion que j'avais indiquée, n'avait provoqué aucune douleur et n'avait été suivie que d'une légère réaction. Il y eut un peu d'hydrocèle de retour, mais la résorption s'en fit en très peu de temps.

Au bout de quinze jours, la guérison était complète.

J'eus à mon tour l'occasion, le 23 mai 1876, d'employer cette injection sur un homme de 63 ans, vainement opéré par une injection de quinze grammes d'alcool à 90°, et depuis, de soumettre au même traitement huit autres cas d'hydrocèle. Les résultats furent satisfaisants, sauf sur un seul opéré dont la cavité vaginale était bilobée.

M. Cuignet, de son côté, put réunir cinq autres observations. Ces quatorze observations doivent faire l'objet, d'ici peu, du sujet de thèse d'un de mes internes, M. Decouvelaere.

Pour ne pas déflorer son travail, je me contenterai de vous donner lecture des deux premières observations que j'ai recueillies et ne ferai que mentionner les autres, qui seront publiées ultérieurement.

Comme ces recherches se faisaient publiquement dans les services de chirurgie de la Faculté et de l'hôpital militaire, en présence d'un grand nombre de volontaires, je crus convenable, pour ne pas me voir disputer une priorité à laquelle je pense avoir des titres sérieux, de déposer, le 18 octobre 1877, à l'Académie de Médecine, dans un pli cacheté, une note ayant pour titre : *Cure de l'Hydrocèle par l'injection de quelques gouttes d'une solution de perchlorure de fer au 16e.*

On peut ainsi acquérir la preuve qu'au lieu de m'inspirer du procédé qui a été communiqué, le 16 juillet 1879, à la Société de Chirurgie, par M. Polaillon, et qui consiste à injecter une solution de chlorure de zinc au 10e, c'est plutôt ce chirurgien qui a pu, s'il a eu connaissance de ma manière d'opérer, être invité à suivre ia voie que j'avais tracée. Il y a en effet une grande analogie entre nos deux méthodes. Comme moi, mon honorable collègue s'adresse à un liquide doué d'une grande puissance de coagulation ; comme moi, il fait une simple injection semblable aux injections hypodermiques , mais son injection se compose de dix grammes d'eau distillée et d'un gramme de chlorure de zinc, alors que la mienne n'est que de trente gouttes d'eau distillée pour deux gouttes de perchlorure de fer. Toutefois la grande différence entre nos deux manières d'opérer ou de procéder, c'est que M. Polaillon ne laisse pas de sérosité dans la tunique vaginale , tandis que j'en refoule trente grammes.

Quant aux résultats ils sont à peu près identiques : absence à peu près complète de douleur et très faible réaction , même nombre à peu près de cas opérés et de guérisons. Cette explication m'a paru nécessaire pour prouver que, quoique venant après mon collègue devant vous , je l'avais précédé de plusieurs années.

Pour mieux vous faire comprendre mon procédé opératoire, permettez-moi tout d'abord de mettre sous vos yeux les divers instruments dont je me sers et que M. Mathieu a réunis dans une botte. (Voir la planche lithographiée à la fin de ce mémoire.)

Ils se composent :

1° D'une seringue, d'une contenance de 30 grammes ;

2° D'un trocart à hydrocèle à robinet garni en argent ;

3° D'une petite canule en argent susceptible de pénétrer, par sa plus petite extrémité, dans la gaîne du trocart et par sa grande, de recevoir l'extrémité de la seringue en maillechort ou celle de la seringue de Pravaz;

4° D'une seringue de Pravaz, d'une contenance de trois grammes;

5° D'un petit flacon garni de nickel pouvant contenir 5 à 6 grammes de perchlorure de fer liquide.

Voici comment je procède :

Tout d'abord je prépare la solution au 16°. Pour cela je remplis la seringue numéro 1 d'une contenance de 30 grammes d'eau distillée que je vide dans un verre; puis, avec la seringue de Pravaz, d'une contenance de trois grammes, j'aspire deux grammes de perchlorure de fer liquide que je mélange aux trente grammes d'eau distillée. J'ai ainsi une solution au 16°. De cette solution au 16° on ne doit injecter dans la tunique vaginale, que la moitié de la seringue de Pravaz, c'est-à-dire un gramme et demi de la solution qui ne contient en fait que deux gouttes de perchlorure. Dans certains cas exceptionnels, on peut doubler cette dose, surtout si l'hydrocèle est volumineuse.

Je divise en trois temps le procédé opératoire :

1er TEMPS. — Ponction; évacuation complète du liquide; fermeture du robinet de la gaîne du trocart.

2e TEMPS. — Aspiration, avec la seringue de maillechort numéro 1, de trente grammes de sérosité: adaptation sur l'extrémité de la gaîne du trocart; ouverture du robinet; injection de cette sérosité dans la tunique vaginale; fermeture du robinet.

3e TEMPS. — Aspiration, avec la seringue de Pravaz,

de trois grammes de la solution de perchlorure de fer ; adaptation de son extrémité sur la canule du trocart; ouverture du robinet ; injection de la moitié du liquide ; fermeture du robinet ; légère pression sur les bourses, puis extraction de la gaîne du trocart ; compression d'un morceau de toile sur la piqûre, pendant une minute, pour étancher la gouttelette de sang.

Ces différents temps s'exécutent très rapidement et le malade ne ressent aucune sensation pénible. Il est même inconscient de l'opération qu'on lui pratique.

En général, la sensation de pesanteur le long du cordon n'apparaît qu'au bout de deux ou trois minutes après l'injection ; chez quelques malades, cette sensation s'accuse à la région lombaire ; chez d'autres elle est nulle. Le soir, on constate un peu de gonflement, qui augmente le lendemain, pour être à son apogée le troisième jour. Il y a persistance du volume le quatrième, puis ensuite diminution le cinquième et les jours suivants.

Tels sont les symptômes observés sur presque tous mes opérés.

Les malades doivent être préparés à l'opération par un bain et un purgatif et tenus à la diète et au lit les premiers jours, puis purgés le quatrième jour.

II.

Pour permettre de se faire une opinion sur cette nouvelle méthode, je vais rapporter, telles que je les ai recueillies presque chaque jour au lit des malades, les neuf opérations que j'ai pratiquées.

Tout d'abord je crois utile de faire connaître, en quelques mots, les résultats que j'ai obtenus dans ces neuf cas, et d'y ajouter ceux constatés par M. Cuignet, dans quatre autres cas.

Statistique de l'auteur :

Cinq guérisons complètes. — Obs. I, III, VI, VIII, IX.

Deux guérisons avec hydrocèle de retour ayant nécessité une simple ponction. — Obs. IV, V.

Une guérison après deux injections avec la solution de perchlorure de fer. — Obs. II.

Une récidive guérie par l'injection iodée. — Obs. VII.

Statistique de M. Cuignet :

Quatre guérisons complètes après une seule injection d'une solution de perchlorure.

En résumé, sur ces treize cas, dix guérisons à la suite d'une seule injection et deux ayant nécessité : l'une, une deuxième injection avec le perchlorure, et l'autre, une une injection iodée. Peut-être ces deux derniers cas eussent été guéris si nous avions eu la patience d'attendre la résorption de l'hydrocèle de retour, ou de la combattre avec une simple ponction.

Tous ces malades ont été revus et ne présentaient, après un an, aucune induration ni du testicule ni de l'épididyme. Nous n'avons pu avoir la preuve de la parfaite sécrétion de l'organe ; d'après l'absence d'induration, il nous est permis de penser que la fonction n'est pas altérée.

Nous n'avons été témoin d'une assez vive douleur que sur le malade de l'observation III et IV, porteur de deux hydrocèles, opérées le même jour, dans mon cabinet, et qui a pu néanmoins rejoindre son domicile en voiture. Tous les autres malades ont été inconscients de l'opération à laquelle ils ont été soumis.

Au point de vue de la durée, nous avons noté :

```
Observation I ................... 22 jours.
    —        II................... 19   —
    —        III ................. 18   —
    —        IV ................. 20   —
    —        V, imprudence commise
                par le malade..... 16   —
    —        VI ................. 13   —
    —        VII, récidive traitée par
                l'iode.
    —        VIII ............... 23   —
    —        IX ... ............ 15   —
```

La moyenne, sur les huit cas guéris par le perchlorure, a donc été de 22 jours.

Les hydrocèles de retour ont été soumises à une ponction à une époque assez rapprochée de l'opération.

En effet : observation II, opération le 13 mai 1878, hydrocèle de retour ponctionnée le 23 mai, au bout de dix jours ; observation IV, opération le 11 juin 1878 et ponction le 23 juin, c'est-à-dire au bout de douze jours.

Dans l'observation V, opération le 4 septembre 1878, ponction le 17, après treize jours.

Les ponctions ont donc été faites après dix jours, douze jours et treize jours.

En pareil cas, je n'hésiterai pas à différer la ponction,

car il est très fréquent, d'après Gosselin et d'autres chirurgiens, de voir cette hydrocèle de retour se résorber naturellement vers le vingtième jour.

Il serait toutefois intéressant de rechercher si la ponction n'aurait pas pour avantage de hâter la disparition complète du liquide. Dans l'affirmative, il n'y aurait donc pas lieu de se reprocher de ponctionner de bonne heure la tumeur, car cette petite opération est aussi inoffensive et aussi peu douloureuse qu'une simple injection hypodermique.

III.

OBSERVATIONS [1].

OBSERVATION I.

Hydrocèle traitée par trente gouttes d'une solution de perchlorure de fer au seizième. — Guérison.

(Observation recueillie par M. le professeur Houzé de l'Aulnoit.)

Le nommé B....., Alexandre, âgé de 63 ans, remarqua, vers la fin du mois d'août 1875, qu'il était affecté d'une hydrocèle droite qui lui était survenue sans cause appréciable.

On lui pratiqua, à la fin d'octobre, une ponction suivie d'une injection d'une cuiller à bouche d'alcool à 90°. Ce traitement ne tarda pas à être suivi de récidive. En effet, trois mois après cette opération, sa tumeur avait repris son volume primitif.

Le malade se mit alors entre mes mains, et le 15 février 1876, il me pria, en attendant qu'il pût se soumettre à un traitement curatif, de lui pratiquer une simple ponction. Je retirai ainsi 200 grammes de liquide, et après la complète évacuation de la tunique vaginale, je constatai que, ni le tes-

(1) Note de l'auteur. — Des treize observations rapportées dans ce chapitre, neuf proviennent de ma pratique et sept ont été directement recueillies par moi. Je les avais données à M. Decouvelaere, pour sa thèse. Il me paraît utile de les reproduire dans l'intérêt de la méthode que je défends; j'y joindrai celles que notre interne a dû à l'obligeance de M. Cuignet, ainsi que le tableau qu'il a dressé et qui les résume toutes.

ticale, ni l'épididyme n'étaient indurés , et que ces organes
jouissaient de leur mollesse physiologique.

Le mardi 23 mai 1876 , la tumeur s'étant de nouveau
reformée, je résolus alors de recourir à la cure radicale , et le,
même jour, avec l'aide de mes élèves Villette, Robillard et Fry,
après avoir fait asseoir le malade sur le bord d'une chaise, au
devant d'une fenêtre , je lui retirai , avec le trocart à hydrocèle,
130 grammes de liquide, laissant dans la cavité deux cuillers
à café de sérosité.

Après cette évacuation ainsi qu'après la première ponction ,
nous n'observâmes rien de particulier, ni du côté de la tunique,
ni du côté de l'organe spermatique.

A la canule du trocart , j'adaptai alors l'extrémité d'une
seringue d'Anel contenant trois grammes d'une solution au
seizième de perchlorure, provenant d'un mélange d'un gramme
de perchlorure avec 15 grammes d'eau distillée. De la quantité
contenue dans la seringue , je n'en injectai qu'un gramme et
demi, ce qui, par conséquent, représentait trente gouttes d'eau
pour deux gouttes de perchlorure.

Cette petite injection ne détermina aucune douleur, ni dans
les reins, ni le long du cordon , ni même dans la tunique vaginale. Le malade n'eut même pas conscience qu'un liquide
étranger lui avait été injecté , il crut qu'on lui avait encore ,
comme trois mois auparavant , fait une simple ponction
évacuatrice.

Après deux minutes d'attente , le trocart fut retiré , et du
liquide injecté pas une goutte ne sortit au dehors.

Vingt-cinq minutes après l'opération, le malade éprouva
une très légère douleur le long du cordon mais sans le moindre
retentissement dans les lombes.

Après un pansement avec un morceau de diachylon, une
couche de ouate et l'application d'un suspensoir, il se leva
comme si aucune opération ne lui avait été pratiquée, et des-

cendit ensuite se coucher dans une pièce au-dessous de celle que nous occupions.

Le soir, les bourses étaient à peine tuméfiées.

Le lendemain, 24 mai, on observait un commencement de tuméfaction qui arriva à son apogée le jeudi 26. Les bourses étaient alors, surtout du côté opéré, très tendues et d'une coloration blanc-rougeâtre, mais sans trace de très vive sensibilité à la pression. La peau était chaude et le long du raphé existait une petite trainée ecchymotique. L'état général n'était nullement influencé par la réaction. Le pouls n'atteignait que 84 pulsations.

Le vendredi 27 mai, le pouls descendit à 64 pulsations. La tuméfaction n'était pas plus considérable que la veille. La tension seule avait augmenté, mais sans être exagérée. La rougeur et la chaleur avaient notablement diminué.

Le samedi 28 mai, diminution très sensible de la tension, du gonflement, de la rougeur et de la sensibilité, ainsi que de la teinte cyanosée près du raphée, qui est remplacée par une coloration rosée. La bourse mesurait une longueur de 11 cent. et une circonférence de 21 cent. Le cordon était un peu dur et eongrgé. La peau était fraiche. Le pouls ne donnait que 68 pulsations. Point de douleur dans les reins. Langue humide et rosée. Bien-être général.

Avec 30 grammes de sulfate de magnésie, il y eut deux garde-robes, à la suite desquelles le ventre devint affaissé e très souple.

Le lendemain, le malade resta levé presque toute la journée, sans éprouver aucune souffrance.

Le 29 mai, il sortit et se promena environ quelques heures sur l'esplanade.

A partir de ce jour, le gonflement alla en diminuant et les promenades devinrent plus longues. Jusqu'au 15 juin, la résolution continua sans rien offrir de particulier ; à cette époque l'épididyme était encore induré·, mais le testicule était redevenu très souple et très facile , en raison de cette souplesse, à se laisser limiter.

Le nommé B....., Alexandre, journalier, avait repris son travail habituel, en ayant soin cependant de maintenir ses bourses dans un suspensoir contenant une couche de ouate.

Le 1ᵉʳ juillet, tout est rentré dans l'état normal. La palpation ne permet pas de constater de trace de liquide. L'épididyme et le cordon seuls sont plus résistants que du côté opposé. Point de différence sous le rapport du volume , de la couleur, de la température et de la sensibilité.

La guérison est complète et radicale.

RÉFLEXIONS. — D'après cette observation , le traitement de l'hydrocèle peut être assimilé à une simple injection hypodermique. Il a consisté, en effet, en une ponction avec un trocart muni d'un robinet, qui a laissé écouler tout le liquide , sauf deux cuillers à café que nous avons conservées à dessein dans la tunique vaginale pour fournir un élément de coagulation aux deux gouttes de perchlorure de fer mélangées à 30 gouttes d'eau distillée.

Après cette petite injection, qui resta tout entière dans la tunique vaginale , l'opéré ne ressentit aucune douleur. La réaction se fit aussi bien qu'à la suite d'une injection iodée , car le lendemain les bourses offraient un commencement de rougeur et de tuméfaction , qui, le jour suivant, était à son summum d'intensité , pour décroître à partir de ce moment.

Le 29 mai, c'est-à-dire 6 jours après l'opération , le malade sortait et se promenait sans accuser la moindre douleur.

Le 1ᵉʳ juillet on ne constatait aucune trace du liquide. Le succès ne s'était pas démenti six mois après, et aujourd'hui 22 janvier 1877 , on n'observe même pas l'induration qui persiste habituellement chez les personnes soumises à la cure radicale de l'hydrocèle. Vainement M. Monod avait essayé l'alcool ; à la suite de ses tentatives, le liquide n'avait pas tardé à reparaître.

Nous ne pensons pas qu'on ait jamais songé à injecter du perchlorure de fer. Nous croyons être en droit de considérer cette méthode comme nouvelle et digne de fixer l'attention des chirurgiens. On évitera ainsi aux opérés toute douleur, et surtout le danger de voir refluer le liquide injecté dans l'épaisseur des enveloppes scrotales, ce qui amène toujours la gangrène des bourses, ainsi que nous en avons été témoin plusieurs fois.

Les deux gouttes de perchlorure de fer qui sont la base de la solution au seizième, agissent en provoquant la coagulation du liquide séreux conservé dans la tunique vaginale et nous paraissent ainsi exercer une action moins irritante sur la glande spermatique. On peut donc espérer que le testicule n'éprouvera pas un trouble aussi complet dans sa sécrétion qu'à la suite de l'injection iodée, et que s'il cesse de sécréter, dans les premiers mois qui suivront l'opération, des animalcules spermatiques, cet état d'inaction ne sera, par suite de la faible irritation du perchlorure, que momentané.

Si cet espoir était légitimé par des expériences ultérieures, on ne devrait plus hésiter à recourir, dans les cas d'hydrocèle, à ce nouveau mode de traitement, moins brutal dans ses effets que la teinture d'iode.

OBSERVATION II.

*Hydrocèle gauche chez un homme de 30 ans. Simple ponction :
1ʳᵉ cure radicale avec 30 gouttes d'une solution de perchlorure
de fer au seizième. Récidive.*

*2ᵉ cure radicale avec dix grammes au dixième d'une solution de
perchlorure. Hydrocèle de retour. Simple ponction. Guérison.*

(Observation recueillié par M. le Professeur Houzé de l'Aulnoit.)

Cette opération a été pratiquée, le 13 février 1878, avec
MM. Lefort, médecin, et Richard, interne de la Faculté,
sur le nommé C......, âgé de 30 ans, demeurant à Lille,
rue des Ponts-de-Comines.

Cet homme nous apprend que son hydrocèle gauche
remonte à la fin de septembre 1876 ; il venait de finir ses
28 jours.

M. Labanhie lui fit une première ponction le 1ᵉʳ avril 1877 ;
son hydrocèle avait alors la forme du poing. Une deuxième
ponction, suivie d'une injection de trente gouttes d'eau, avec
deux gouttes de perchlorure de fer, lui fut pratiquée le
15 décembre de la même année. Soit que le perchlorure fût
altéré, ou que la dose fût trop minime, le malade n'éprouva
ni douleur, ni inflammation ; l'affection n'en fut donc nullement
modifiée dans sa marche. Le 25 décembre, on évacue le
liquide avec une ponction capillaire.

Le 17 mars 1878, par suite de la récidive, nous sommes
priés de renouveler l'opération.

Le malade est assis sur une chaise. L'examen optique

révèle la présence du testicule en bas et en arrière ; en avant et en haut, la tumeur apparaît transparente, grâce au peu d'épaisseur des parois scrotales. La ponction pratiquée avec un trocart à hydrocèle à robinet laisse écouler 175 grammes de liquide jaune citrin ; 15 grammes sont laissés dans la tunique vaginale. On injecte, en ouvrant le robinet, une solution composée de 10 grammes au dixième de perchlorure (9 grammes d'eau distillée pour 1 gramme de perchlorure de fer liquide). Lors de la pénétration du liquide, le malade éprouve une légère douleur qui se fait surtout sentir au niveau du canal inguinal, sans écho ni aux testicules, ni à la région lombaire, ni aux fosses iliaques. Aussitôt le robinet est refermé, puis retiré des parois scrotales. On aperçoit après son extraction une gouttelette de sang suivie de trois ou quatre autres. Un morceau de sparadrap est placé sur la piqûre ; les bourses sont ensuite entourées de ouate et placées dans un suspensoir.

Avant d'injecter la solution de perchlorure, nous avons pu nous convaincre que le testicule était sain, et que l'épididyme n'était ni induré ni hypertrophié.

A la suite de cette opération qui eut lieu à 11 heures du matin, le malade vomit le café au lait qu'il avait pris une demi-heure avant notre arrivée, il eut des vomissements bilieux jusqu'à 2 heures de l'après-midi. La douleur inguinale ne dura que 20 minutes. Le soir, la peau était un peu chaude, et le pouls marquait 84 pulsations.

Le lendemain matin, 18 mars, le malade n'accusait aucune douleur dans la bourse gauche, qui cependant était trois fois plus grosse que celle du côté opposé. Elle mesurait un diamètre vertical de 10 centimètres et un diamètre transversal de 5 centimètres ; à droite, le premier diamètre était de 5 centimètres, et le second de 25 millimètres, c'est-à-dire que ces deux diamètres du côté droit étaient normaux. La peau était un peu tendue, molle, et se laissait facilement déprimer. La tumeur avait une forme ovoïde ; son sommet dirigé en haut était plissé. A la pression et à la palpation, le malade n'accusait pas de sensibilité ; il ne percevait qu'une légère chaleur. Ni faim, ni soif. Peau tiède. Pouls 64 pulsations. Bien-être général. Langue rosée, humide.

On doit recueillir pour demain les urines à l'effet de constater s'il y a hypersécrétion rénale. Les boissons ingérées doivent être également mesurées. Les urines traitées par l'acide salicylique ne présentent pas de coloration violette. S'il y a eu absorption elle a dû être bien minime.

19 mars. — On nous apprend qu'il n'y a pas eu la veille excès de la sécrétion urinaire sur la quantité de boissons ingérées. Sensation de poids avec chaleur, peu de douleurs dans les reins. Pouls 64 pulsations. Température 37°. Légère moiteur, peu d'appétit, soif assez vive. Boisson, un litre. Urines colorées, un litre. Bourse un peu plus tendue que la veille. Fluctuation cependant très sensible, mais épaisse. Tumeur rouge rosée, un peu chaude, pyriforme. Longueur 11 centimètres sur une largeur de 5 centimètres.

20 mars. — Tumeur même état que la veille. Etat général peu modifié. Pouls 76. Moiteur. Urines 600 grammes. Boisson 1 litre, d'où diminution d'un tiers des urines sur les boissons. Purgatif 30 grammes de sulfate de magnésie.

21 mars. — La bourse gauche augmente de volume. Hydrocèle de retour.

22 mars. — Même état que la veille. Cinquième jour de l'opération. Longueur 10 centimètres, largeur 6 centimètres. Circonférence au tiers inférieur, 24 centimètres au lieu de 26 centimètres, constatés les jours précédents ; d'où légère résolution. Badigeonnage du scrotum avec une solution au tiers de teinture d'iode. Le malade est toujours alité, mais n'a pas de fièvre. Pouls 72 pulsations.

23 mars. — Six jours après l'opération constatant que

l'hydrocèle de retour reste stationnaire et présente une faible tendance à la résorption, je me décide à faire une ponction avec le trocart à robinet. Cette ponction donna issue à 90 grammes de liquide séreux. Au bout de quelques minutes, ce liquide laisse déposer 25 centigrammes environ de poussière rouge, provenant du perchlorure décomposé et qui était resté dans la bourse à l'état de suspension. Après la ponction, on constate que le testicule n'est pas induré, ni sensiblement hypertrophié.

29 mars. — Le liquide ne s'est pas reformé. Le malade peut sortir.

3 avril. — Il peut reprendre son travail.

21 avril. — Testicule 1/6 plus volumineux que celui opposé, mou, souple, sans indurations.

Depuis cette époqne jusqu'aujourd'hui 15 septembre 1878, la guérison est restée définitive, sans trace d'induration au niveau de l'épididyme. Point de différence de volume avec la bourse opposée.

En résumé, dans ce cas, l'apparition de l'hydrocèle eut lieu fin de septembre 1876. Une simple ponction eut lieu en août 1877, suivie bientôt d'une nouvelle accumulation de liquide.

Le 15 décembre 1877, je tentai la cure radicale en injectant 30 gouttes d'une solution de perchlorure contenant deux gouttes de perchlorure de fer liquide.

La récidive ayant eu lieu, je fis une nouvelle injection avec 9 grammes d'eau distillée et 1 gramme de perchlorure, le 17 mars 1878.

Il y eut, dès le 22, une hydrocèle de retour, qui fut ponctionnée le 23 mars, et suivie d'une guérison radicale.

Le 15 septembre 1878, 7 mois après l'opération, la guérison ne s'était pas démentie. La bourse du côté malade était tout-à-fait semblable à celle du côté sain.

Le perchlorure de fer qui avait servi à la première injection datant de cinq ans, je fus porté à croire qu'il était altéré. Peut-être pourrait-on attribuer à cette cause la récidive ?

<hr>

OBSERVATIONS III et IV.

<hr>

Double hydrocèle chez un homme de 50 ans. Opération le même jour, avec 3 grammes d'une solution au seizième de perchlorure de fer. Guérison

(Recueillies par M. Houzé de l'Aulnoit.)

Le 11 juillet 1878, se présenta dans mon cabinet, accompagné de M. Paux, médecin, le nommé D......, âgé de 50 ans, demeurant rue Marais, 53, cité Verstraete, à Canteleu-lez-Lille. Cet homme est atteint d'une hydrocèle double. La droite, moins volumineuse, date d'un an. La gauche, double de la première, remonte à six mois. Ponctionnée il y a trois mois, elle laissa écouler 250 grammes de liquide.

L'examen avec une bougie permet de constater que les testicules sont situés en haut et en arrière.

Sur le désir du malade, nous procédons séance tenante à la double opération.

L'hydrocèle gauche donne issue par une ponction à 200 grammes de liquide citrin. On laisse dans la tunique vaginale 15 grammes environ de sérosité, puis on injecte 3 grammes d'une solution contenant 4 gouttes de perchlorure de fer. Immédiatement après, on retire la canule.

Nous laissons reposer un quart d'heure le patient, et nous opérons ensuite de la même manière l'hydrocèle droite, qui fournit 120 grammes de liquide.

Cinq minutes après cette deuxième opération, D......
éprouva une sensation assez douloureuse à droite, qui dura une
demi-heure, puis elle diminua et l'opéré put retourner chez lui
en voiture.

Le 13 juin, la douleur qui s'était fait sentir à la suite des
deux opérations, a été assez vive pendant 5 heures, puis elle
a été remplacée par une douleur obtuse qui a toujours été en
diminuant, pour disparaître complétement au bout de deux
jours. A son début, elle avait son siège dans le flanc gauche et
à la région hypogastrique.

L'opération pratiquée sur le côté droit n'a déterminé aucune
sensation pénible.

Le gonflement, surtout à gauche, a commencé le premier
jour, et a été en augmentant jusqu'à la fin du deuxième
jour.

Le 14 juin, les bourses sont rouges, gonflées, chaudes,
mais non douloureuses. Le malade est retenu au lit.

Le 15 juin, même état que la veille.

Le 16 juin, constipation. 20 grammes de sulfate de magnésie; 4 à 5 selles.

Le 19 juin (huitième jour de l'opération), la fièvre a diminué,
et les deux tumeurs sont entrées en voie de résolution.

A gauche, on perçoit un engorgement de l'épididyme et du
testicule, avec un peu de sécrétion (hydrocèle de retour.)

La peau est très légèrement tendue et a une coloration rosée.
La forme de la tumeur est ovalaire : la longueur mesure
8 cent. de diamètre transverse. Le diamètre antéro-postérieur
a 5 cent.

Le malade perçoit une légère sensibilité à la pression, surtout quand on soulève la bourse; quand on n'exerce pas de
pression, et que le malade conserve l'immobilité, il n'éprouve
aucune douleur.

A droite, la bourse est d'un quart environ plus petite que celle du côté opposé. Le scrotum est flasque, mou, ridé ; même coloration que du côté opposé. Par la pression avec un doigt, on perçoit directement une couche de sérosité intermédiaire. A la partie inférieure du scrotum, sous les enveloppes scrotales, on sent une nodosité ayant le volume d'une petite cerise, et en même temps d'une consistance molle. Dans les autres points, à la partie antérieure et postérieure, en se rapprochant du cordon, le doigt se met directement en contact avec le testicule, qui a très peu augmenté de volume, et qui a sa consistance normale. Point de chaleur sensible à la main appliquée sur les enveloppes. Point de sensibilité quand on imprime des mouvements. Si l'on exerce la palpation avec deux doigts, en pressant en sens inverse, on ne perçoit aucune trace de fluctuation. Les cordons saisis entre deux doigts, au-dessous de l'orifice inférieur du canal inguinal ne sont pas engorgés.

20 *juin*, — constipation depuis le purgatif du 16. Sulfate de magnésie, 20 grammes. Langue normale. Pouls 80 pulsations, température 37°. Peau douce. Ventre souple.

Régime. — Jusqu'au sixième jour, le malade n'a pris que du bouillon et des potages. Depuis il a été soumis à une alimentation légère.

Le 25 juin, l'engorgement a constamment diminué. On constate toujours la présence d'un peu de sérosité dans la bourse gauche.

Le 28 juin, le liquide persistant dans la bourse gauche, le malade se rend dans notre cabinet, où nous lui pratiquons une ponction qui donne issue à 45 grammes de sérosité.

Le 30 juin, le liquide n'a pas reparu. L'opéré reprend son travail. Revu le 15 juillet 1878, il était complétement guéri, et aujourd'hui, 15 septembre, on n'observe nulle trace de la maladie. Les deux testicules ont leur volume normal, et les deux épididymes ne sont pas indurés. On ne constate aucune trace de liquide dans les bourses.

Réflexions. — Grâce à cette nouvelle méthode, il nous a été permis d'opérer, le même jour, dans notre cabinet, ce malade atteint d'une double hydrocèle, sans voir survenir une double inflammation. Il eût été dangereux de tenter en une seule séance une semblable cure par l'injection iodée.

L'hydrocèle droite a guéri d'emblée. La gauche a été le siège de l'hydrocèle de retour. Mais une simple ponction, pratiquée 17 jours après l'opération, a suffi, en évacuant 45 grammes de sérosité, pour obtenir une guérison complète.

Le point capital de cette observation est l'absence de toute induration des épididymes et des testicules, le 15 septembre, époque où nous avons revu pour la dernière fois cet opéré.

Dans ce cas, la douleur a été assez vive pendant 5 heures, et sourde pendant deux jours. Un tel résultat ne peut étonner, si on songe qu'on a pratiqué le même jour l'injection au perchlorure dans les deux bourses, et que le malade a regagné son domicile en voiture.

Nous nous sommes très bien trouvé de la diète observée dès les premiers jours, et des deux purgatifs donnés, l'un le cinquième jour, l'autre, le neuvième jour après l'opération.

On ne saurait trop insister sur les avantages d'une révulsion sur le tube intestinal. D'autres chirurgiens qui négligeraient cette sévérité du régime pourront avoir des insuccès : ils devront les attribuer plutôt à l'oubli de ces précautions qu'à la méthode.

Chez D......, la durée de la maladie a été environ de 20 jours.

OBSERVATION V.

Hydrocèle volumineuse gauche. Opération. Refus du malade de garder le lit. Récidive de l'épanchement. Ponction. Orchite. Guérison.

(Observation recueillie par M. le Professeur Houzé de l'Aulnoit).

Le mercredi 4 septembre 1878, nous nous sommes rendu, avec M. Richard, Interne des hôpitaux de Lille, à Wahagnies, pour y opérer M. X.... atteint d'une hydrocèle gauche. Ce malade, âgé de 77 ans, nous apprend qu'il est atteint de cette affection depuis 5 ans, mais que depuis 6 semaines elle a fait de très rapides progrès. Il en résulte qu'il ne peut marcher qu'avec difficulté, et qu'il ressent des douleurs sourdes et pénibles dans la bourse, dans le cordon et dans les reins.

L'examen nous révèle que cette hydrocèle est volumineuse, et a tellement distendu les enveloppes scrotales, qu'à la partie inférieure le scrotum fait une saillie du volume d'un œuf, due à l'amincissement des tuniques. La lumière nous permet de constater la transparence, et la palpation nous révèle une fluctuation profonde. Le testicule est situé en arrière et en haut, le cordon est très développé ; la tumeur s'avance jusqu'au niveau de l'orifice inférieur du canal inguinal.

Avant de pratiquer l'opération, nous préparons deux seringues, l'une d'une contenance de 15 grammes, et l'autre de 3 grammes, une canule à robinet avec trocart et une solution au seizième de perchlorure de fer.

La ponction avec le trocart à robinet, enfoncée à la partie antérieure et inférieure de la tumeur, laisse écouler 800 grammes de sérosité, avec graisse liquide, ayant l'aspect de bouillon. Nous aspirons ensuite avec la première seringue 15 grammes de cette sérosité, et la refoulons dans la tunique vaginale. Le robinet de la canule est fermé. Nous aspirons avec la deuxième seringue trois grammes de la solution contenant quatre gouttes de perchlorure de fer, et la poussons dans la tunique vaginale, après avoir ouvert le robinet. Sitôt l'introduction de la solution qui ne détermine aucune douleur, nous refermons le robinet et élevons les bourses afin de faciliter la coagulation de la sérosité que nous y avons refoulée. Après une minute de pression douce, nous retirons la canule et plaçons au niveau de la perforation, d'abord un morceau de toile, puis cinq minutes après, une croix de malte en diachylon. Les bourses sont entourées de ouate et placées dans un grand suspensoir. Le testicule pendant l'opération nous a paru sain, sans induration. ,

Une légère douleur sourde ne s'est fait sentir dans la bourse, dans le cordon et dans les reins que six à sept minutes après l'injection du perchlorure. Elle était, d'après le dire du malade, très faible et très supportable. Après dix minutes, la douleur se fit un peu sentir dans le périnée. .

Le surlendemain, 6 septembre, la bourse était chaude, tendue, rouge, et elle avait le volume du poing. La réaction inflammatoire était aussi prononcée qu'à la suite d'une injection iodée. Pendant ces 48 heures, le malade avait peu souffert. Malgré notre défense, il s'était levé le jour de l'opération, le lendemain et le matin même de notre visite, pour aller voir ses bestiaux dans sa pâture. Nous lui ordonnâmes pour le lendemain une demi-bouteille de limonade Roger, afin de combattre un état de constipation et faire une légère révulsion sur l'intestin.

Le 8 septembre, même état qu'à notre dernière visite. Le purgatif a produit le jour même 4 selles, et le lendemain 6 ou 7.

Le samedi 14 septembre, douze jours après l'opération, nous constatons que la bourse a une coloration d'un blanc rosé, qu'elle est assez distendue et nullement douloureuse. La palpation nous y fait reconnaître une légère fluctuation. Le volume est égal à celui du tiers du poing. La circonférence est de

30 cent., le diamètre vertical de 12 cent. Il y a donc retour du liquide parce que le malade n'a pas tenu compte de nos recommandations, à la suite de la première opération. Bon appétit, langue rosée, pouls 88 pulsations, température 37° 5, Peau fraîche, pas de sueur la nuit, une garde-robe le matin.

Le 17 septembre, nous observons les signes suivants : Même volume que lors de notre dernière visite. Teinte blanchâtre du scrotum. Par une ponction, nous extrayons 170 grammes de sérosité citrine, ne contenant pas, après repos, de substance rougeâtre due au perchlorure injecté. Après l'extraction du liquide, on sent le testicule qui a augmenté un peu de volume. L'épididyme n'est pas induré.

Le malade a une légère diarrhée qui disparaît au bout de deux jours, sous l'influence d'eau de riz et des lavements avec 5 grammes d'amidon.

Le 21 septembre, la bourse a une circonférence de 28 cent. La peau est normale, un peu rosée et tendue. En avant et en bas, on perçoit une légère fluctuation. Dans les autres points on constate, à la palpation, une résistance assez forte, due à la présence du liquide coagulé. La tumeur n'est ni chaude, ni douloureuse à la pression. Pouls 80 pulsations. Peau fraîche. Appétit. Badigeonnage avec de la teinture d'iode.

Le 26 septembre, le malade nous avoue avoir mis en trop grande quantité de la teinture d'iode, la bourse gauche a en effet le volume du poing. Le scrotum, de ce côté, est rouge, chaud, un peu œdémacié surtout en bas et en avant. Par la palpation, on perçoit une sensation générale de résistance, sans trace de fluctuation. La tumeur, lorsqu'on la soulève, est lourde. Le cordon a le volume d'un doigt, il est résistant quand on le comprime et produit une légère douleur que le malade compare à un poids. Cette sensation se continue dans le canal inguinal gauche et dans les reins. Pouls 92 pulsations. Température 38°. Peu d'appétit. Peu de constipation. Pas de sommeil. Langue d'un blanc rosé.

En un mot, à l'hydrocèle a succédé une orchite. Contre cette inflammation, nous conseillons des cataplasmes de fécule de pommes de terre et des bains de siége. Repos au lit et alimentation légère.

Le 2 octobre, la bourse offre les mêmes symptômes que lors de notre dernière visite, elle est rouge, dure, sensible à la pression, une très légère fluctuation se fait sentir en avant. Circonférence 32 cent. Point d'appétit. Sommeil léger. Pas de sueur ni de frisson. 96 pulsations. Température 38°.

Au traitement précédent nous ajoutons des onctions avec pommade à l'iodure de plomb.

Le 5 octobre, même état que lors de notre dernière visite, légère diminution de volume de la bourse. Moins de sensibilité à la pression. Pouls 96 pulsations. Température 38°·

Le 9 octobre, la bourse a encore le volume du poing. Elle est rosée, lourde, quand on la soulève. Légère trace de fluctuation en avant. Cordon moins induré. Pouls 96 pulsations. Température 38°.

Une ponction ne livre issue qu'à quelques gouttes de sérosité citrine. En enfonçant la canule, on sent qu'elle est emprisonnée au milieu de néo-membranes. Persistance de l'orchite, mais avec diminution de volume. Un emplâtre de Vigo cum mercurio additionné de 50 centigrammes d'extrait d'opium est appliqué sur la tumeur. Repos au lit.

Le 20 octobre, la résolution est très sensible, le testicule est d'un tiers plus volumineux qu'à l'état normal, mais le malade se lève et reprend peu à peu sa vie habituelle.

Le 10 décembre, amélioration sensible et état à peu près physiologique.

Le 25 décembre, guérison complète.

Le malade est revu le 15 février 1879, le testicule est semblable à celui du côté opposé; pas la moindre trace de récidive de l'hydrocèle.

Le 1ᵉʳ mai, nous revîmes notre malade, et nous pûmes constater la guérison complète et absolue.

OBSERVATION VI.

*Hydrocèle gauche chez un vieillard de 70 ans. Évacuation
complète de la sérosité (700 grammes). Refoulement de 15 grammes de liquide dans la tunique vaginale. Injection de 2 grammes d'une solution de perchlorure de fer au seizième (4 gouttes).*

(Observation recueillie par **M. le Professeur Houzé de l'Aulnoit.**)

Le 15 septembre 1878, nous nous rendons avec M. Richard,
interne, pour opérer d'une hydrocèle gauche M. X. ...,
âgé de 70 ans. Ce Monsieur nous donne les renseignements
suivants :

Début de l'affection, il y a 7 ans.

Première ponction, il y a 4 ans.

Deuxième ponction, il y a 2 ans.

Troisième ponction, à la fin du mois de novembre 1877.
Chaque fois on retira 700 grammes de liquide.

Tumeur pyriforme; sommet très saillant en bas, dû à
l'amincissement des enveloppes scrotales. Coloration rougeâtre.
Dans les autres points, blanc mat. Fluctuation peu sensible
à cause de la distension du scrotum. On ne perçoit la transparence, qu'après avoir exercé une tension sur la peau des
bourses. Sensation de pesanteur, se prolongeant le long du
cordon et dans les reins.

Même traitement que le malade de l'observation V.

Le 16 et les jours suivants, très peu de réaction. Sensibilité
nulle, 37°5.

Le 20 septembre, bourse peu volumineuse. Le malade se
lève et mange avec appétit. Pas de chaleur dans la bourse,
pas de fièvre, 37°.

Le 23 septembre, bourse même volume que celle du côté
opposé. Pas de liquide.

Le 25 septembre, persistance de l'état précédent.

Le 28 septembre, on ne perçoit pas de liquide par la palpation. On sent très manifestement le testicule et l'épididyme, qui ont leur volume normal. Pas de chaleur ni de sensibilité. La guérison étant complète, le malade sort de la maison de santé, où il était venu pour se faire soigner.

En treize jours, cette hydrocèle a été guérie sans offrir la moindre trace d'inflammation du testicule.

Dans ce cas, nous n'avons eu qu'à nous louer de la docilité du malade, qui a gardé un repos absolu au lit pendant les premiers jours. Le malade qui a fait l'objet de l'observation précédente, pour s'être refusé à garder le lit, a vu survenir une orchite, et n'a pu être guéri qu'après un traitement de sept semaines.

OBSERVATION VII.

Hydrocèle gauche chez un homme de 37 ans. Evacuation complète du liquide. Refoulement de quinze grammes de sérosité. Injection de deux grammes d'une solution de perchlorure de fer au seizième. Point de douleur. Réaction légère. Hydrocèle de retour. Guérison par l'injection iodée.

(Observation recueille par M. Decouvelaere, interne du service.)

Le 15 octobre 1878, entre dans le service de M. Houzé de l'Aulnoit, à l'hôpital Saint-Sauveur, le nommé F.... Lorenzo, âgé de 37 ans, mouleur, né à Monte-Fegazy, demeurant à Lille, rue des Tanneurs, n° 3, atteint depuis 3 ans d'une hydrocèle gauche du volume du poing.

Le malade, d'une constitution assez forte, d'un tempérament nerveux, ne sait à quoi attribuer son affection. Il n'a pas reçu de coup sur les bourses, et prétend n'avoir jamais eu de blennorrhagie.

L'examen optique permet de constater la transparence de la tumeur, et la situation du testicule en haut et en arrière. La bourse a la forme d'une poire. La peau est mince, tendue, sans changement de coloration. Cette hydrocèle n'a jamais été ponctionnée.

L'opération a eu lieu le 12 octobre à l'aide d'un trocart à robinet : une ponction est faite à la partie moyenne de la face antérieure, à 2 centimètres du raphé médian. Il s'écoule par la canule 180 grammes de sérosité.

Après l'évacuation complète de la poche, aspiration de 15 grammes de cette sérosité, qui sont réinjectés dans la cavité vaginale. Sitôt cette injection faite, on ferme le robinet de la canule. On remplit une petite seringue contenant 2 grammes 50 d'une solution de perchlorure de fer, au seizième, et après avoir ouvert le robinet, on le chasse dans la tunique. Le malade ne perçoit aucune douleur. La poche est malaxée pendant 30 secondes, puis on retire la canule : sur la piqûre, on place une petite compresse, puis un morceau de diachylon, une couche de ouate et un suspensoir.

Une très légère sensation de pesanteur se fait sentir au bout de 5 à 6 minutes sur le testicule et le long du cordon. Elle ne dure qu'une dizaine de minutes.

Le 13 octobre, léger gonflement avec chaleur.

Le 14, le gonflement a augmenté ; le volume est égal aux deux tiers du poing. Potages ; 15 grammes de citrate de magnésie.

Le 15, la tumeur a presque le volume du poing. Le scrotum est rouge, un peu tendu. On perçoit la fluctuation.

Le 16 octobre, pour arrêter la sécrétion qui a été très légère, on badigeonne la bourse avec de la teinture d'iode. Même état que la veille.

Le 19 octobre, le volume persiste, circonférence à la partie moyenne 24 cent., et la longueur est de 14 cent.

Le 20 octobre, diminution de volume. Empâtement très sensible en arrière, fluctuation en avant, la bourse est moins chaude, circonférence 23 cent.

Le 21 octobre, la fluctuation est assez molle à la partie antérieure jusqu'au cordon, où existe une petite tumeur qui paraît indépendante de la poche. A la partie postérieure, le doigt perçoit une résistance due à l'empâtement de la tunique vaginale, du testicule et de l'épididyme, et qui s'étend dans toute la longueur de la face postérieure qui mesure 14 cent. Le cordon n'est ni induré, ni enflammé, ni engorgé, les bourses ne sont ni chaudes, ni douloureuses, la gauche commence à s'affaisser, circonférence 23 cent.

Le 26 octobre, la fluctuation n'est sensible qu'à la partie antérieure. En arrière, on perçoit un empâtement qui occupe les deux tiers du volume de la tumeur. La bourse est fléchie, elle mesure 22 cent., la résolution étant en bonne voie, et le scrotum n'étant ni enflammé, ni tendu, nous ne pensons pas utile d'évacuer le liquide contenu dans la tunique vaginale.

Le malade se lève et mange les deux portions.

Le 27 octobre, le liquide n'ayant pas de tendance à se résorber, on l'évacue à l'aide d'un trocart capillaire; on retire de la poche 120 grammes de sérosité. Après l'évacuation, on constate que le testicule et l'épididyme ne sont pas engorgés, et qu'ils ont à peu près leur volume normal.

Les jours suivants, on observe une nouvelle accumulation de liquide dans les deux poches, séparées par un étranglement, et simulant ainsi la forme d'un sablier.

Le 10 novembre, nous pratiquons une nouvelle ponction avec un trocart capillaire, et nous retirons 70 grammes de sérosité.

Le 18 novembre, un peu de liquide s'est reformé, 30 grammes environ.

Le 25 novembre, le malade ayant témoigné le désir de sortir très prochainement, nous lui pratiquons une nouvelle ponction et extrayons 80 grammes de sérosité, puis nous injectons une solution de teinture d'iode.

La douleur est *vive* le long du cordon ainsi que dans les reins. Le lendemain et les jours suivants, la réaction inflammatoire apparaît. Au huitième jour commence la résolution, et 20 jours après cette dernière opération, toute trace de liquide a disparu, de manière que notre malade peut sortir guéri de l'hôpital.

Il vint nous revoir au bout d'un mois : nous constatâmes la résolution complète de son hydrocèle gauche.

Réflexions. — Chez ce malade, après avoir injecté la solution de perchlorure de fer, M. Houzé de l'Aulnoit fut obligé, à cause de la récidive du liquide, de faire deux ponctions évacuatrices et de recourir, en dernier lieu, pour assurer la guérison définitive, à une injection de teinture d'iode.

Chez ce malade, ainsi que nous avons été à même de le constater ultérieurement, la tunique vaginale était divisée en deux loges, qui avaient la forme d'un sablier. L'injection de perchlorure de fer n'a probablement pénétré que dans la loge inférieure ; de là, récidive.

En outre, nous sommes disposé à croire que les nombreux examens des élèves, après la première opération, ont pu avoir pour conséquence de favoriser le retour du liquide par irritation de la tunique vaginale. Quoi qu'il en soit, M. Houzé de l'Aulnoit n'a plus voulu soumettre le malade à une deuxième injection de perchlorure, et a préféré recourir à la teinture d'iode.

C'est le seul cas d'insuccès de la méthode que notre professeur cherche à vulgariser.

OBSERVATION VIII.

---

*Hydrocèle gauche chez un soldat âgé de 23 ans. Injection de
3 grammes 50 d'une solution au seizième de perchlorure de
fer avec conservation de 10 grammes de sérosité dans la tunique. Inflammation franche avec légère hydrocèle de retour.
Guérison.*

(Observation recueillie par M. le Professeur Houzé de l'Aulnoit.)

Le 10 novembre 1878, M. le docteur Cuignet me pria
d'opérer une hydrocèle gauche que présentait un malade couché
dans son service, à l'Hôpital militaire de Lille.

Cette affection remontait à 15 mois, et n'avait jamais été
ponctionnée. Le volume de la bourse égalait celui d'un petit
poing. Ce soldat, brigadier de gendarmerie, faisant partie de
la cavalerie, attribue l'épanchement à un coup sur le pommeau
de sa selle. Il nous assure qu'il n'a jamais eu ni blennorrhagie,
ni orchite.

Après la ponction, on constate que le liquide mesure 170
cent. cubes, et que le testicule ni l'épididyme ne sont
engorgés.

On laisse dix grammes environ de sérosité dans la bourse, et
on y injecte 3 grammes 50 cent. d'une solution au seizième
de perchlorure de fer. Cette injection ne détermine tout
d'abord aucune douleur; mais, au bout de dix minutes, l'opéré
éprouve une légère sensation de pesanteur le long du cordon
gauche.

Le deuxième jour, on constate un peu de rougeur avec
augmentation de volume.

Le troisième jour, le volume et la rougeur augmentent, sans
être toutefois aussi considérables qu'avec la teinture d'iode.
Pas de fièvre.

Les jours suivants, jusqu'au huitième jour, c'est-à-dire le

18 novembre, la rougeur et le volume restent stationnaires. La coloration de cette bourse est rose intense. Pas de sensation douloureuse. Frictions avec de l'huile camphrée.

Le quinzième jour après l'opération, la tumeur avait diminué de près d'un tiers, et il n'existait qu'une légère dureté au niveau de l'épididyme.

Le vingtième jour, le testicule avait presque son volume normal, mais il offrait encore une légère sensation de résistance. Toute trace de liquide avait disparu dans la tunique vaginale. Les bourses légèrement plissées avaient retrouvé leur coloration normale.

Le vingt-cinquième jour, le malade sort guéri de l'hôpital militaire ; le malade, brigadier de gendarmerie, a été revu quinze mois après l'opération. La guérison est parfaite ; la mobilité du testicule est normale et cet organe ne présente aucune induration.

———

OBSERVATION IX.

———

Hydrocèle droite chez un jeune homme de 24 ans. Une seule ponction. Refoulement de 15 grammes de sérosité. Injection de 2 gouttes de perchlorure de fer dans 1 gr. 50 d'eau distillée. Guérison.

(Observation recueillie par M. Decouvelaere.)

Le 11 octobre 1879, le nommé V....., âgé de 24 ans, voyageur de commerce, entre à la Maison de Santé de l'hôpital Sainte-Eugénie, dans le but de se faire opérer d'une hydrocèle. La tumeur siège à droite ; il ne sait au juste depuis combien de temps il la porte ; car son attention ne fut attirée de ce côté, que lorsque l'hydrocèle occupait déjà un certain volume. Il pense cependant qu'on peut en faire remonter le début à 6 ou 7 ans. Il ne peut non plus attribuer son apparition à une cause appréciable : il n'a jamais reçu de coup sur les bourses. Cette tumeur se serait développée spontanément ; elle a marché lentement, très lentement pour acquérir le volume qu'elle présente aujourd'hui. Ce volume n'est pas aussi considérable qu'on peut le voir parfois, mais X..... est très affecté de cette infirmité. Souvent dans ses voyages, il est allé consulter les célébrités médicales des lieux qu'il traversait, à Paris, à Londres, etc., mais il a toujours reculé devant l'opération qu'on lui proposait, parce qu'elle devait être très-pénible, lui avait-on dit.

Cette tumeur ne lui occasionne aucune douleur, ce n'est qu'après une marche forcée, après avoir fatigué beaucoup, qu'il éprouve une sensation de pesanteur, avec douleur sourde, dans l'aine et dans la région lombaire. Pas de chaleur, pas de rougeur, fluctuation manifeste. L'examen avec une bougie permet de constater la transparence.

L'état général du sujet n'est pas mauvais habituellement mais il est aujourd'hui débilité par un traitement mercuriel prolongé. Il a eu la syphilis, il y a dix mois, et depuis cette époque, il a pris, sans discontinuer, du mercure sous toutes les formes.

Sur l'assurance donnée par M. Houzé de l'Aulnoit, que l'opération qu'on lui fera subir, pour déterminer sa guérison, n'est pas douloureuse, X..... consent à s'y soumettre.

13 *octobre.* — L'opération est pratiquée suivant la méthode habituelle.

1º Une ponction est faite avec le trocart muni d'un robinet. Elle donne issue à soixante-quinze grammes d'un liquide jaune citrin.

2º Quinze grammes de ce liquide sont réinjectés dans la poche.

3º A l'aide de la petite seringue de la boîte, on injecte ensuite un gramme et demi d'une solution de perchlorure.

4° Après avoir malaxé la poche de façon à mettre le liquide en contact avec toutes ses parties, la canule est retirée ; un morceau de diachylon est appliqué sur la petite plaie, les bourses sont enveloppées de ouate et placées dans un suspensoir.

L'injection n'a provoqué aucune douleur. La tumeur a subi un retrait complet. Le testicule et l'épididyme ne présentent rien de particulier. Le malade est maintenu au lit et soumis à un régime alimentaire modéré.

14 *octobre*. — A l'affaissement complet de la veille, a succédé une tuméfaction qui porte la circonférence de la bourse à vingt-huit centimètres. La coloration est normale ; il n'y a pas de chaleur. La résistance au toucher est un peu plus considérable qu'à l'état normal. Légère douleur à l'épididyme et vers la fosse iliaque. Pas d'engorgement du cordon.

Le matin. Température 37°6 : Pouls 72.
Le soir — 37°8 — 80.

15 *octobre*. — Légère augmentation de la bourse, dont le diamètre vertical égale 12 centimètres, et la circonférence transversale 29 centimètres. Il y a un peu de rougeur et un peu de chaleur. Résistance plus ferme aux doigts que le jour précédent ; pourtant le testicule est peut-être moins sensible.

Le matin Température 38° : Pouls 80.
Le soir. — 38°6.

Le malade ressent un peu d'engourdissement s'irradiant du côté des reins.

16 *octobre*. — Même état que la veille. Le malade n'ayant pas eu de selle depuis son opération, on lui fait prendre une bouteille de limonade purgative.

17 *octobre*. — La nuit a été un peu agitée, et s'est passée sans sommeil. Pas de souffrance cependant, à part quelque gêne, due à l'obligation dans laquelle se trouve le malade de conserver le décubitus dorsal.

18 *octobre*. — Même état que la veille.

20 *octobre*. — Depuis deux jours, la nuit est plus calme, l'appétit excellent, et les douleurs moins fortes. La tension des bourses diminue, la température a baissé (soir 37° 8). Le malade s'est assis pendant deux heures dans son fauteuil.

22 *octobre*. — L'état général est bon, l'état local est aussi satisfaisant, puisque la rougeur a disparu, le volume diminué beaucoup, et que la souplesse revient rapidement.

25 *octobre*. — Le volume est à peu de chose près le même des deux côtés. Le testicule est un peu gros; mais il n'y a pas d'induration limitée. Il en est de même de l'épididyme.

28. *octobre*. — Tout symptôme d'hydrocèle a disparu, et X... demande à sortir.

L'affection qui l'a amené à la maison de santé est en effet radicalement guérie; mais M. Houzé de l'Aulnoit le retient, afin de le soumettre pendant quelque temps à un traitement réparateur par les amers, les toniques, l'hydrothérapie, et dissiper les effets de la médication altérante à laquelle il a été soumis pendant dix mois.

X... est sorti de la maison de santé le 9 novembre 1879.

OBSERVATION X.

Hydrocèle vaginale et injection de 2 gr. 50 d'une solution de perchlorure de fer au douzième.

(Observation due à M. Cuignet.)

M. X..., officier, porte une hydrocèle vaginale gauche ancienne et bien développée. Il est très préoccupé par la crainte de la douleur.

31 *mars* 1877. — Ponction qui donne issue à un liquide citrin-clair, se coagulant très fortement par le perchlorure de fer pur. Evacuation de la sérosité jusqu'à réduction à 8 grammes

et injection de 2 gr. 50 d'une solution de perchlorure de fer au douzième.

Pas de douleur. Le malade s'en retourne chez lui où il gardera le repos et portera un suspensoir.

3 avril. — Peu de gonflement et œdème léger du scrotum. Ce malade a été revu plus tard ; la guérison avait été rapide.

OBSERVATION XI

Hydrocèle vaginale et injection de 3 à 4 gr. d'une solution de perchlorure de fer au quinzième. Guérison.

(Observation due à M. Cuignet.)

M. X..., officier, âgé de 36 ans, porte une hydrocèle vaginale gauche peu développée, consécutive à une orchite blennorrhagique et datant de 10 ans. La tumeur a été traitée, depuis deux ans, par des applications locales, mais sans résultat.

25 mars 1877. — Ponction avec la lancette et issue d'un liquide citrin très albumineux. Récidive rapide.

4 avril 1877. — Ponction et injection de 3 à 4 grammes d'une solution de perchlorure de fer au quinzième. Très vive douleur peu après, se propageant jusqu'aux reins, s'accompagnant de pâleur générale et de vomissements.

Cette douleur est analogue à celle que provoque la pression du testicule. Nous avons affaire à un individu d'une irritabilité nerveuse excessive.

Le calme revient progressivement après 36 heures.

La tumeur est grosse comme un œuf de canard, très-tendue, sans œdème.

6 avril. — Œdème léger, rougeur du scrotum, tumeur

grosse comme un œuf de dinde, très-faible ; calme de plus en plus marqué.

7 avril. — Le malade a dormi ; la tumeur est moins douloureuse au toucher ; appétit.

Peu à peu la régression se fait et le malade sort le 30 avril. Il n'y a plus indice de liquide dans la tunique vaginale, le testicule est normal, l'épididyme seul présente un peu de sensibilité et une nodosité en arrière.

De temps en temps surviennent quelques douleurs névropathiques, se propageant jusqu'à la région rénale, comme au moment de l'opération ; sort le 30 avril.

Cet officier a été revu un an après, il n'y a plus trace d'hydrocèle, mais il souffre toujours de sa névralgie épididymaire.

<hr>

OBSERVATION XII.

Hydrocèle vaginale gauche. Injection de 8 grammes d'une solution de perchlorure de fer au dixième. Guérison.

(Observation due à M. Cuignet.)

L....., 2ᵉ soldat du 15ᵉ d'artillerie, entre à l'hôpital le 17 décembre, il porte une hydrocèle gauche assez développée.

19 décembre. — Ponction et évacuation d'un liquide citrin, albumineux, jusqu'à réduction à une cuillerée à bouche.

Injection de 8 grammes d'une solution de perchlorure de fer au dixième. Sensation un peu pénible qui s'accroît dans l'aprèsmidi sans devenir réellement douloureuse et s'irradie du testicule au flanc. La tuméfaction s'établit un peu à la fois pour atteindre son maximum le quatrième jour.

La tumeur est alors grosse comme un petit poing ; le scrotum est rougeâtre et un peu œdémateux, il y a un peu de liquide dans la tunique vaginale. De ce moment, les phénomènes de progrès s'arrêtent et la résorption se fait peu à peu. Elle est complète le 25 janvier.

Le malade sort le 3 février, la tunique vaginale est absolument vide, le testicule est normal et l'épididyme un peu tuméfié.

OBSERVATION XIII,

Hydrocèle vaginale gauche. Ponction et injection de 4 à 5 grammes d'une solution de perchlorure de fer au douzième. Guérison.

(Observation due à M. Cuignet.)

D....., Isaac, soldat de 2ᵉ cᵢ. au 43ᵉ régiment d'infanterie, entre à l'hôpital le mardi 16 avril, avec une hydrocèle gauche, dont le début semble remonter a un an. Depuis quinze jours environ, il ressentait des douleurs pendant la marche, dans le testicule gauche, douleurs qui disparaissaient par le repos. Le 10 avril, il s'était présenté à la visite, et avait été exempté de service pendant six jours.

Au moment de son entrée à l'hôpital, il présente, dans la moitié gauche du scrotum, une tumeur à grosse extrémité en haut, à surface lisse et unie. Cette tumeur est indolente à la pression, sauf dans le point qui correspond au testicule qui se trouve en arrière, un peu au-dessous du centre. La fluctuation est évidente.

21 avril. — M. le médecin en chef ponctionne la tumeur, et en retire une certaine quantité d'un liquide citrin, transparent et très-albumineux. Il en laisse environ 10 grammes dans la tunique vaginale. Par la canule du trocart, il fait une injection de 4 à 5 grammes d'une solution de perchlorure de fer au douzième (1 gr. de perchlorure dans 12 gr. d'eau.)

Quelques minutes après l'injection, une sensation pénible se fait sentir dans la région inguinale et lombaire. Occlusion de la petite plaie avec du collodion, et applications émollientes sur les bourses.

Le malade a quelques nausées et la sensation pénible persiste toute la journée et dans la nuit du 21 au 22.

22 avril. — Fièvre légère le matin et persistance des douleurs qui commencent à diminuer vers le soir.

23 avril. — Cessation de la fièvre et de la douleur qui ne se manifeste plus qu'à la pression. Gonflement des bourses avec œdème scrotal léger. Liniment camphré et ouate.

24 avril. — Pas de douleur; tumeur ferme et régulière, d'un développement égal partout, de la grosseur d'un œuf de dinde; œdème presque nul.

25 avril. — Arrêt de développement de la tumeur qui contient du liquide de retour.

28 avril. — Diminution légère de la tumeur.

10 mai. — La diminution paraît suivre une marche progressive; la tumeur est dure, sans irrégularité, opaque et indolente.

22 mai. — Le malade sort; le testicule est environ double de celui du côté opposé, mais la diminution de volume est rapide.

TABLEAU ANALYTIQU

Numéros d'ordre des observations.	Age des sujets.	Profession.	Siége.	Début.	OPÉRATIONS ANTÉRIEURE	
					Date.	Nature de l'opérat
Observation I.	63 ans.	Journalier.	Côté droit.	9 mois.	1º octobre 1875. / 2º février 1876.	Injection d'a à 90º (1 cu / Ponction sim
Observation II.	30 ans.	Propriétaire.	Côté gauche.	16 mois.	1º 1er avril 1877. / 2º 25 déc. 1877.	Ponction sim / Ponction sim
Observation III.	50 ans.	Fileur.	Côté gauche.	6 mois.	Mars 1878.	Ponction sim
Observation IV.			Côté droit.	1 an.		
Observation V.	77 ans.	Rentier.	Côté gauche.	5 ans.		
Observation VI.	70 ans.	Ecclésiastique	Côté gauche.	7 ans.	1º En 1874. / 2º En 1876. / 3º Novemb. 1877	Ponction sim / Id. / Id.
Observation VII.	37 ans.	Mouleur.	Côté gauche.	3 ans.		
Observation VIII.	23 ans.	Brigadier de gendarmerie.	Côté gauche.	15 mois.		
Observation IX.	24 ans.	Voyageur de commerce.	Côté droit.	6 ans.		
Observation X.	?	Officier.	Côté gauche.	1 an.		
Observation XI.	36 ans.	Officier.	Côté gauche.	10 ans.	25 mars 1877.	Ponction simp
Observation XII.	20 ans.	2º soldat.	Côté gauche.	?		
Observation XIII.	23 ans.	2º soldat.	Côte gauche.	1 an.		

DES OBSERVATIONS.

INJECTIONS DE PERCHLORURE DE FER.			Complications.	Résultat définitif.	Durée du traitement	OBSERVATIONS.
Date.	Quantité de liquide injecté.	Degré de concentration de la solution.				
28 mai 1876.	1 gr. 50	Au seizième.		Guérison.	22 jours.	A été revu un an après l'opération. La guérison était parfaite.
1° Injection, 15 décembre 1876. 2° Injection, 17 mars 1878.	1 gr. 50 / 10 grammes	Au seizième. / Au dixième.	Hydrocèle de retour. (Ponction simple).	Guérison.	17 jours	La récidive après la première ponction peut être attribuée à l'altération du perchlorure de fer. L'opéré a été revu 7 mois après. La guérison était parfaite.
11 juin 1878.	3 grammes.	Au seizième.	Douleur légère.	Guérison.	19 jours.	A été revu trois mois après l'opération. La guérison était définitive.
4 septembre 1878.	3 grammes.	Au seizième.	Orchite et hydrocèle de retour. (Ponction simple.)	Guérison.	46 jours.	L'orchite doit être attribuée au refus, de la part du malade, de garder le repos. A été revu huit mois après l'opération. La guérison était parfaite.
15 septembre 1878	3 grammes.	Au seizième.		Guérison.	13 jours.	
12 octobre 1878.	2 gr. 50	Au seizième.	Récidive. (Injection iodée.)	Guérison.		La récidive peut être dûe à ce que le liquide n'a pas pénétré dans la deuxième loge et à l'examen répété des élèves.
10 novembre 1878	3 gr. 50	Au seizième.		Guérison	23 jours.	A été revu dix-huit mois après l'opération. La guérison était parfaite.
13 octobre 1879.	1 gr. 50	Au seizième.		Guérison.	15 jours.	
31 mars 1877.	2 gr. 50	Au douzième.		Guérison.	20 jours.	
4 avril.	3 à 4 gram.	Au quinzième	Douleur.	Guérison	26 jours.	A été revu un an après l'opération. La guérison était définitive.
19 décembre.	8 grammes.	Au dixième.		Guérison.	36 jours.	
21 avril.	4 à 5 gram.	Au douzième.		Guérison.	22 jours.	

4*

P.-S. — Le mémoire était sous presse quand il nous fut possible de recueillir l'observation suivante :

OBSERVATION XIV.

Hydrocèle droite. Opération. Injection de 30 gouttes d'une solution de perchlorure de fer au 16°. Guérison. Observation recueillie par l'auteur.

Yvo Goemine, 27 ans, demeurant rue du Chauffour, 4, à Lille, porte une hydrocèle droite depuis quatre ans.

Il subit une première ponction il y a trois ans et demi, et une deuxième il y a trois semaines.

Nous l'opérons le 5 juin, à midi, avec M. Paux, médecin, et M. Flibiech, interne de mon service.

Extraction de 100 grammes de liquide. Refoulement de 20 grammes de sérosité. Injection d'une solution contenant 30 gouttes d'eau distillée et de 2 gouttes de perchlorururure de fer. Pas la moindre douleur au moment et après l'opération. Léger gonflement vers quatre heures de l'après-midi. Augmentation le lendemain sans malaise.

Le 7, réaction un peu plus vive que la veille. Légère chaleur avec sensibilité.

Le 8, la bourse a un volume double de celui de la bourse opposée. Coloration rosée. Scrotum plissé. Côté droit : longueur 10 cent. Côté gauche : longueur 6 cent. Point d'engorgement du cordon. Un peu de fluctuation due au liquide de retour. 30 grammes d'huile de ricin.

Le 10, on peut évaluer à 30 grammes le liquide.

Le 14, liquide en voie de résorption.

Le 16, la sérosité a complètement disparu. On sent l'épidydime qui est un peu engorgé. Le testicule est mou et a le volume d'un œuf de poule.

Le 18, diminution sensible de volume. Le malade reprend ses fonctions de conducteur de tramways.

RESUME.

La méthode qui fait la base de ce nouveau mode de traitement est basée sur la coagulation instantanée par quelques gouttes d'une solution de perchlorure de fer et d'une petite quantité de sérosité refoulée dans la tunique vaginale après la complète extraction. A ce titre elle peut être désignée sous le nom de méthode coagulante.

Elle a pour avantages :

1° De transformer la cure radicale de l'hydrocèle en une simple injection, analogue aux injections hypodermiques;

2° De mettre le malade à l'abri d'épanchement de liquide dans les bourses et par conséquent de ne pas l'exposer, comme avec la solution iodée, à la gangrène des enveloppes;

3° De n'occasionner, au moment de l'injection, aucune douleur et de n'être suivie, quelques minutes après, que d'un léger engourdissement le long du cordon ou à la région lombaire;

4° De ne provoquer qu'une faible réaction ;

5° De diminuer probablement l'hyperplasie du tissu conjonctif et l'atrophie de l'élément glandulaire ; ce qui permet d'espérer que, s'il y a trouble dans la fonction, ce trouble n'est que momentané et ne doit pas entraîner l'abolition de la sécrétion. Ce point de vue, du domaine physiologique, exige de nouvelles recherches cliniques et histologiques. Ces renseignements nous faisant défaut, nous n'osons émettre qu'une probabilité, et nous ne pouvons que solliciter de la part de nos confrères, sur cette question, leur active intervention.

Après ces avantages est-il utile d'ajouter que l'hydrocèle de retour est presque toujours la règle ; avant de recourir à son évacuation, on peut différer au moins vingt jours.

Quant à la récidive, elle a eu lieu deux fois sur treize cas. Peut-être ne l'eussions nous constatée qu'une fois, si nous avions différé nos ponctions.

La durée a été, en moyenne, de vingt-deux jours.

Il est nécessaire de préparer le malade par un bain et un purgatif, de le tenir après l'opération à une légère diète et au lit, et si la réaction est un peu vive ou si elle se complique d'embarras gastrique, d'administrer, le quatrième jour, un purgatif.

TABLE DES MATIÈRES.

MÉMOIRE

sur une nouvelle Méthode de la Cure radicale de l'Hydrocèle,
par l'injection de quelques gouttes d'une faible solution
de perchlorure de fer.

I.

II.

III.

Grandeur nature.

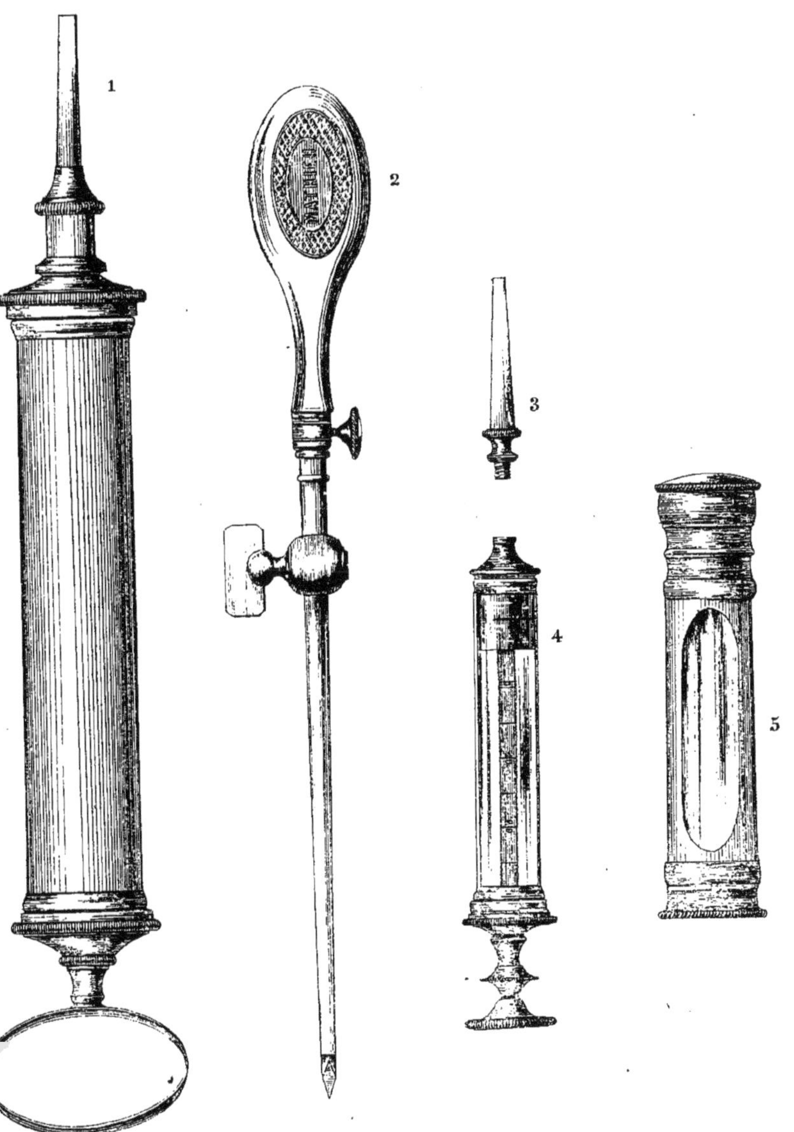

1 Seringue d'une contenance de 30 grammes.
2 Trocart à hydrocèle, à robinet garni en argent.
3 Petite canule en argent.
4 Seringue de Pravaz, d'une contenance de 3 grammes.
5 Petit flacon garni en nickel, pouvant contenir 5 à 6 grammes de
   perchlorure de fer liquide